Intervallfasten für Diabetiker

Ein Erfahrungsbericht geschrieben von

Michael Kleine-Börger

Inhalt

Über den Autor

Mein Name ist Michael. Beim mir ist im Sommer 2018 Diabetes mellitus Typ2 festgestellt worden. Anhand der Symptome hatte ich recht schnell selbst den Verdacht, dass etwas nicht stimmt mit mir. Die Gewissheit brachte dann ein Besuch in der Apotheke. Ich habe dort einen einfachen Blutzuckertest durchführen lassen, der ein für mich erschütterndes Ergebnis zu Tag geförderte - 487 mg/dl. Der Wert als solches sagte mir erst einmal nichts, dafür aber das erschrockene Gesicht der Dame, die den Test ausgeführt hat.

Mit dem freundlichen Hinweis, ich solle mich jetzt doch besser mal ins Krankenhaus begeben, bin ich dann nach Hause gefahren. Diese Information musste ich erst einmal verarbeiten. Nach weiteren 12 Stunden, in denen ich nur noch Wasser getrunken habe, bin ich erneut in die Apotheke und habe den Test wiederholen lassen - 330 mg/dl. Der Wert war zwar besser als am Vortag, aber der dringende Hinweis ins Krankenhaus zu gehen blieb bestehen. An diesem Tag begann meine diabetische Behandlungsodyssee.

Da ich zu diesem Zeitpunkt Privatpatient war, erfuhr ich in der Notaufnahme des Krankenhauses eine sehr umfangreiche Versorgung. Ich kam zwei Infusionen mit NaCl, sowie eine auf meinen zu dem Zeitpunkt festgestellten Blutzuckerspiegel angepasste Insulingabe.

Eigentlich wollte man mich dort auch stationär aufnehmen, aber das war nix für mich und so habe ich mich selbst entlassen – entgegen ärztlichen Rats.

Ich habe in den folgenden Wochen und Monaten intensiv die Krankheit Diabetes und meine Möglichkeiten erforscht. Schnell war klar, der alte Hippokrates hatte recht, als er sagte "**Eure Nahrungsmittel sollen eure Heilmittel, und eure Heilmittel sollen eure Nahrungsmittel sein.**“

Im Grunde habe ich mir den Diabetes durch mein „modernes“ Verhalten selbst verschuldet. Man könnte fast sagen, ich habe mir den Diabetes angefressen. Meine Ausgangssituation bei der Feststellung des Diabetes war wie folgt: 127 kg Körpergewicht bei einer Größe von 193cm. Mit diesen Werten sieht man noch nicht außergewöhnlich Dick aus, aber wenn man ehrlich ist war ich genau das – fett.

Ich bin das Problem Diabetes dann umgehend angegangen, und zwar mittels der Ernährung. Ich war zu Anfang von der Diagnose schockiert und sehr verunsichert. Wenn aber das Problem durch die Ernährung entstanden ist, muss sich doch durch Ernährung auch Genesung oder doch zumindest Linderung erreichen lassen. Das war mein Lösungsansatz, der dann auch funktioniert hat.

Bis zum ersten Termin beim Diabetologen sind dann erst einmal 8 Wochen vergangen, in denen ich komplett auf mich allein gestellt war. Ich wusste, dass ich Kohlehydrate meiden muss, denn im Grunde ist Diabetes zu sehen wie eine Kohlehydrat Intoleranz. Also habe ich mir gedacht, alles was du nicht zu Dir nimmst, muss dein Körper nicht verstoffwechseln.

Darf man mit Diabetes Intervallfasten?

Für einen Menschen mit Diabetes Typ 1 ist fasten nach welcher Methode auch immer denkbar ungeeignet, da ein Fasten immer Phasen von vollständigem Nahrungsverzicht bedeutet. Hier drohen schnell gefährliche Unterzuckerungen.

Für Menschen, die an einem Diabetes Typ 2 erkrankt sind, was mehr als 80% aller Diabetespatienten betrifft, ist das Fasten als solches kein Problem. **Bevor man mit einer Ernährungsumstellung, die Fastenzeiten beinhaltet, sollte man als Diabetes Typ 2 Patient immer Rücksprache mit dem behandelnden Arzt halten. Gegebenenfalls müssen Medikamente, wie z.B. Metformin, abgesetzt oder die Dosierung angepasst werden.**

Das Fasten ist jedoch gerade für die Typ 2 Diabetiker eine gute Erweiterung zur Umstellung auf eine gesunde, diabetesgerechte Ernährung. Die Fastenzeiten beim Intervallfasten können hier einen Ausweg aus der Insulinfalle bedeuten.

Was ist Intervallfasten?

Das Intervallfasten wird auch intermittierendes Fasten genannt und ist ein sehr beliebter Weg des Abnehmens geworden. Das Prinzip bei dieser Fastenmethode ist denkbar einfach. Es wird ein Zeitraum definiert, in dem man essen darf und den Rest der Zeit wird eben gefastet. Was diese Methode so erfolgreich macht ist, dass es in der Essensperiode keinerlei Einschränkungen gibt was gegessen werden darf. Die Einschränkungen gibt es nur für den Fastenzeitraum.

Wie funktioniert Intervallfasten?

Damit das Intervallfasten funktioniert, muss der Körper dazu gebracht werden seine Reserven anzugreifen. Das ist interessanter Weise recht einfach zu erreichen. Betrachten wir mal unseren bisherigen Alltag in Bezug auf das Essen und Trinken. In unserer westlichen, europäischen Welt gibt es faktisch keine Engpässe in der Versorgung mit Essen und Trinken. Es wird daher auch im Grunde den ganzen Tag gegessen. Unser Tag beginnt mit einem reichhaltigen Frühstück, ein Mittag essen auf der Arbeit oder zu Hause gefolgt von einem üppigen Abendessen. Abends vor dem Fernseher gibt es dann noch die eine oder andere mehr oder weniger gesunde Kleinigkeit. Im Grunde essen wir den ganzen Tag. Dummer Weise nehmen wir über den Tag in der Regel auch mehr Nahrung zu uns, als der Körper braucht. Diesen Überschuss wandelt der Körper um und speichert sie in den Fettzellen für „schlechte Zeiten". Diese „schlechten Zeiten" auf die sich der Körper vorbereitet kommen nur nicht. Der Ausgang ist hier absehbar – wir werden fett. Es gibt Menschen, die sich nicht so verhalten und sich sehr bewusst ernähren, regelmäßig Sport betreiben und somit auch nicht das Problem haben Fett zu werden oder gar Zivilisationserkrankungen wie Diabetes zu entwickeln. Für diese beneidenswerten Menschen habe ich aber dieses Buch nicht geschrieben.

Das Intervallfasten beinhaltet eine geplante „schlechte Zeit" in der unser Körper gezwungen wird, seine Reserven anzugreifen. Es gibt hier unterschiedliche Varianten, wie man diese „schlechten Zeiten" für sich planen kann.

Stundenweise Fasten

Das Stundenweise Fasten ist die wohl bekannteste Variante des Intervallfastens. Bei dieser Variante wird ein Zeitfenster festgelegt, in dem gegessen wird und der Rest des Tages wird gefastet. Die bekannteste Variante ist das Intervallfasten 16:8. Hier darf an 8 Stunden des Tages gegessen werden. Die verbleibenden 16 Stunden wird gefastet. Dieses Modell lässt sich recht einfach in fast jeden Alltag einbauen. Ich persönlich bin kein Fan von Frühstück. Nach dem Aufstehen reichen mir zwei Tassen Kaffee für den Vormittag völlig aus. Zu begeistern bin ich eher für ein gutes Abendessen. Mein Zeitfenster beginnt daher erst um 12:00 Uhr Mittag. Das ermöglicht mir ein spätes Abendessen zwischen 19:00 und 20:00 Uhr. Da es für den Erfolg des Intervallfastens aber völlig unerheblich ist, wohin das 8 Stunden Zeitfenster gelegt wird, sind auch sämtlich andere Varianten denkbar.

Zum Beispiel kann man den Tag gegen 07:00 Uhr mit einem Frühstück beginnen. Ein großartiges Mittagessen gegen 12:00 Uhr kann dann das Tageshighlight sein. Ab 15:00 Uhr ist dann jedoch der Beginn der Fastenphase.

Fällt es jemandem zu Anfang schwer, die 16 Stunden Fastenzeit durchzuhalten, kann man auch mit einem etwas größeren Zeitfenster für die Phase der Nahrungsaufnahme beginnen. Beispielsweise 14 Stunden Fasten und 10 Stunden zur Nahrungsaufnahme.

Tageweise Fasten

Das Intervallfasten hat viele Gesichter. Eine weitere Variante ist die 5:2 Methode. Bei dieser Variante wird 5 Tage normal gegessen und 2 Tage komplett gefastet. Auch hier können die Zeitfenster frei gewählt werden. Beispielsweise beginnt die Woche am Montag mit einem Fastentag. Darauf folgen drei Tage in denen gegessen werden darf. Der Freitag wäre somit wieder ein Fastentag und am Wochenende darf wieder gegessen werden. Es ist auch möglich an zwei aufeinander folgenden Tagen in der Woche zu fasten.

Die Variante des tageweisen Fastens ist nach meiner Meinung für Diabetiker ungeeignet, da die Phasen in denen gefastet wird einfach zu lang sind. Es droht hier unter Umständen schnell die Gefahr einer Unterzuckerung, die bekanntlich schnell gefährlich werden kann.

Was geschieht im Körper beim Intervallfasten?

Während der 8 Stunden Phase in der gegessen werden darf, wird der Körper mit allem versorgt, was er für den Tag braucht. In den ersten acht Stunden nach dieser 8 Stunden Essenphase verbraucht der Körper die Nahrung, die ihm zugeführt wurde. Erst danach beginnt der Körper damit, seine Reserven umzuwandeln. Es beginnt mit der Umwandlung von Protein in Glukose. Ist das Protein verbraucht beginnt der Körper mit der Umwandlung der Fettreserven. Da wir Menschen alle unterschiedlich sind gibt es keinen exakten Wert, welcher Prozess zu welchem Zeitpunkt beginnt. Darüber hinaus werden diese Umwandlungsprozesse auch noch von verschiedenen Faktoren beeinflusst. Eine wichtige Einflussgröße ist die Menge an Nahrung und Nährstoffen, die dem Körper aus der täglichen Nahrungsaufnahme zur Verfügung steht. Das macht insoweit Sinn, als das der Körper nachvollziehbar nicht mit der Umwandlung von Reserven beginnt, solange noch ausreichend Energie aus der täglichen Nahrungsaufnahme zur Verfügung steht. Eine weitere Einflussgröße ist der tägliche Energieverbrauch. Treibt man regelmäßig Sport, ist der Energieverbrauch selbstverständlich höher und die Umwandlungsprozesse der Reserven beginnen früher.

Autophagie

Die Autophagie ist ein besonderer Prozess im Körper, den man sich gerade beim Intervallfasten zu Nutze machen kann. Die Autophagie ist unser körpereigenes Recyclingprogramm. In diesem Recyclingprogramm werden beschädigte Zellteile und Proteine abgebaut, um die Zellen funktionsfähig zu halten und diese Stoffe dem Körper wieder zur Verfügung zu stellen. Die Autophagie lässt sich nicht ein- oder ausschalten. Sie findet dauerhaft in unseren Körperzellen statt. Wäre das nicht der Fall, würden sich in unserem Körper bzw. den Zellen unweigerlich Stoffwechselendprodukteansammeln, die dann unweigerlich zum Untergang der Zelle führen würden. Die Autophagie ist also in unseren Zellen permanent aktiv. Sie lässt jedoch anregen, und zwar durch Stress. Der effektivste Stress ist hier ein Nährstoffmangel – also das Fasten.

Die Autophagie ist eine Strategie des Körpers, um das Überleben der Zellen sicher zu stellen. Nehmen wir über einen längeren Zeitraum keine Energie in Form von Nahrung zu uns, muss der Körper auf andere Energiequellen umsteigen – die Reserven.

Die erste Energiereserve, die der Körper nutzt sie die Glykogen Reserven in der Muskulatur und in der Leber. Glykogen kann vom Körper schnell in Glucose umgewandelt werden und dem Körper Energie liefern. Es ist aber auch schnell aufgebraucht. Danach startet der Körper Gluconeogenese. Die Gluconeogenese ist die Bildung von Glucose aus Aminosäuren.

Erst nach diesem Prozess setzt die Ketogenese. Hier gewinnt der Körper Energie aus den Fettzellen in dem er sogenannte Ketonkörper bildet und diese zur Energiegewinnung nutzt. Diese drei Prozesse laufen nicht nacheinander ab, sondern gleichzeitig. Es ändert sich jedoch der prozentuale Anteil der Prozesse an der Bereitstellung der Energie für den Körper. Eine genaue Angabe, wann die Autophagie angeregt wird, kann man leider nicht machen. Man geht jedoch davon aus, dass nach 12-14 Stunden ohne Nahrungsaufnahme die Autophagie deutlich angeregt wird. Mit der 16:8 Methode kommt man also jeden Tag in genau diesen Bereich und unterstützt somit die selbstreinigenden und selbstheilenden Kräfte des Körpers.

Intervallfasten – Essen und Trinken

In der Fastenzeit muss genau darauf geachtet werden, dass die Prozesse im Körper nicht durch eine Nahrungs- und/oder Kalorienaufnahme gehemmt oder unterbrochen werden. Für jeden, der mit dem Intervallfasten beginnt, ist klar, dass es eine Zeit gibt in der gefastet wird. Das bedeutet ganz einfach, es wird nichts gegessen. Wenn ich hier „nichts" schreibe, dann meine ich „gar nichts". Bei anderen Diäten oder Ernährungskonzepten gibt es die Möglichkeit eine Hand voll Nüsse, etwas Obst oder ähnliches zu essen. Beim Intervallfasten fällt das aus.

Der Teufel steckt hier im Detail. Auch ein Glas Saft oder ein Softdrink wie Cola, Fanta, etc. enthalten Kalorien in den unterschiedlichsten Formen genauso wie ein Kaffee oder Tee mit Milch. Diese Getränke sind n der Fastenzeit ebenfalls nicht erlaubt. Was während des ganzen Tages erlaubt ist, wäre Wasser oder ungesüßter Tee.

Darüber hinaus habe ich gute Erfahrungen mit den modernen ZERO Getränken gemacht. Diese Getränke gibt es von unterschiedlichen Herstellern und enthalten keine Kalorien. Über die Auswirkung der enthaltenen Süßstoffe, kann man hier nur spekulieren. Sicher ist jedoch, dass die Süßstoffe keinerlei Auswirkung auf den Blutzuckerspiegel oder den Stoffwechsel haben.

Süßungsmittel

Das Angebot vermeintlich gesunder Zuckersorten ist riesig – und verwirrend. Leider ist das gesamte Thema Zuckeralternative in sich schon sehr verwirrend, denn Süßstoff ist nicht gleich Süßstoff. Es gibt hier drei grundverschiedene Gruppe zu betrachten.

Zuckerersatzstoffe

Die erste Gruppe sind die Zuckerersatzstoffe. Diese Gruppe ist kaum oder nicht kalorienhaltig. Diese Eigenschaft ist sowohl für den Erfolg des Intervallfastens entscheidend als auch für die Ernährung als Diabetiker geeignet, da diese Stoffe keine Kalorien enthalten und den Blutzucker nicht erhöhen. Zu dieser Gruppe zählen Saccharin, Cyclamat, Aspartam, Acesulfam-K, Neohesperidin-Dihydrochalcon und Thaumatin.

Zuckeraustauschstoffe, Zuckeralkohole

Die Gruppe der Zuckeraustauschstoffe beinhaltet auch die beliebten Zuckeralkohole, wie z.B. Xylit. Die Stoffe in dieser Gruppe haben zwar keinen oder einen geringeren Einfluss auf den Blutzuckerspiegel. Jedoch enthalten Sie dennoch Kalorien, welche die Stoffwechselprozesse im Körper beeinflussen. Für ein erfolgreiches Intervallfasten sind diese Stoffe nicht geeignet. Auch für den Diabetiker gibt es bessere Alternativen, denn eine wichtige Einflussgröße beim Kampf gegen den Diabetes ist das eigene Körpergewicht. Hier stellen viele Zuckeraustauschstoffe verstecke Kalorien dar. Zu dieser Gruppe gehören Sorbit, Mannit, Xylit, Isomalt, Hydrierter Glucosesirup, Maltit und Lactit.

Zuckerstoffe

Zu der Gruppe der Zuckerstoffe gehören die bekannten, klassischen Zucker. Diese Zuckerstoffe enthalten Kalorien und beeinflussen den Blutzuckerspiegel deutlich. Zu dieser Gruppe gehören Saccharose, Glucose, Fructose, Maltose und Lactose. Sämtliche herkömmlichen Zuckerstoffe sind sowohl für Diabetiker als auch für ein Gelingen des Intervallfastens ungeeignet.

Alternativen

Es gibt einen Süßstoff, der sowohl für Diabetiker als auch für das Intervallfasten geeignet sind. Die natürlichste Süßstoffvariante ist STEVIA. Fairer weise muss man erwähnen, dass auch Stevia zu 99,5% aus Kohlehydraten besteht, aber STEVIA hat eine große Süßkraft und man benötigt nur sehr geringe Menge davon.

Sehnsucht nach Süße

Das Problem ist hier die Macht der Gewohnheit. Denn Gewohnheiten lassen sich leider nur schwer ändern, auch wenn genau das der Trick wäre. Man muss sich dabei sicher von der Allgegenwärtigkeit des Zuckers lösen. Und das ist für viele Menschen gar nicht so leicht. Dabei könnte es doch so einfach sein. Wenn man weniger nascht, sind Süßigkeiten doch besonders lecker. Die Kunst hierbei ist, den Zucker nicht überall drin zu haben. Beschränkt man den Genuss von Süßem auf ausgewählte Momente, dann schmeckt selbst ein Stück Schokolade wie ein Stück des Himmels.

Messen und berechnen

Eine der Besonderheiten bei dem Leben mit dem Diabetes ist das man gerade zu Beginn den Blutzuckerspiegel regelmäßig kontrollieren muss. Das liegt zum einen daran, dass man als frisch diagnostizierter Diabetiker eigentlich noch überhaupt keine Erfahrungen hat welche Nahrungsmittel sich auf den Blutzucker auswirken und wie sehr. Zwar kann man generelle Aussagen über die einzelnen Nahrungsmittel anhand ihrer Nährwerte treffen. Jedoch reagiert jeder auf unterschiedliche Nahrungsmittel anderes. Der eine kann beispielsweise Wassermelone essen ohne dass der Blutzucker durch die Decke schießt, der andere hat bei dem Verzehr von Wassermelone mit einem sehr schnell erhöhten Blutzucker zu kämpfen. Um hier Klarheit zu bekommen gibt es nur einen Weg, der da heißt, messen, messen, messen.

Wie man das genau anstellt und zu welchen Zeitpunkten es sinnvoll ist zu messen habe ich in einem separaten Kapitel festgehalten.

Da man den Diabetes nur über eine gesunde bewusste Ernährung in den Griff bekommt, bleibt einem nichts anderes übrig als sich mit seiner täglichen Nahrung auseinanderzusetzen. Das bedeutet, dass man weiß wo fallen versteckt sind, welches Nahrungsmittel wie viel an Kohlenhydraten enthält und auch welche Form von Kohlenhydraten enthalten ist. Da ich als Diabetiker zum einen mein Körpergewicht senken muss und auch die Zufuhr an Kohlenhydraten im Auge behalten muss, ist es ebenfalls unerlässlich zu wissen wie viel darf ich überhaupt essen. Bei den meisten Abhandlungen über das Intervallfasten wird geschrieben, dass man in der Periode der Nahrungsaufnahme mehr oder weniger ungehemmt das zu sich nehmen darf was man immer zu sich nimmt. Das stimmt leider nicht so ganz, denn man kann sich vorstellen das jemand der einen Tagesbedarf an Energie von beispielsweise 2500 Kilokalorien hat und innerhalb der Periode der Nahrungsaufnahme deutlich mehr als diese

2500 Kilokalorien zu sich nimmt nicht wirklich abnehmen wird. Die positiven Effekte des Intervallfastens werden dann in der Regel durch die erhöhte Zufuhr von Energie aufgehoben.

Täglicher Energiebedarf-Grundumsatz

Damit ich mir einen brauchbaren Tagesplan erstellen kann von dem was ich esse und wie viel ich davon esse ist es unerlässlich erst einmal zu wissen, wie hoch mein Energiebedarf über den Tag überhaupt ist. Man redet hier von dem Grundumsatz den ein jeder Mensch hat. Dieser Grundumsatz an Energie ist von Menschen zu Menschen verschieden und von diversen Einfluss Größen abhängig. Zu den Einflussgrößen zählen neben Körpergröße, Gewicht, Alter, Geschlecht auch das tägliche Maß an Bewegung. Selbstverständlich hat jemand der regelmäßige Sport treibt einen höheren Grundumsatz als jemand der einem Bürojob nachgeht und den Rest des Tages auf dem Sofa verbringt. Im Internet gibt es eine ganze Reihe an Online- Rechnern, mit denen man seinen geschätzten Grundumsatz berechnen kann. Möchte man schnelle Ergebnisse Mit dem Intervallfasten erreichen empfiehlt es sich die tägliche Energiemenge die man dem Körper in Form von Nahrungsmitteln zu führt unterhalb des ermittelten Grundumsatzes zu halten. Bei der Berechnung der täglichen Menge an Energiezufuhr sollte man immer auch berücksichtigen, dass die meisten Getränke ebenfalls Energie enthalten. Hier steckt oftmals der Teufel im Detail. Ich persönlich bin großer Fan von Kaffee, der wenn er schwarz getrunken wird in der täglichen Berechnung fast zu vernachlässigen ist. Trinkt man den Kaffee jedoch so wie ich mit Milch und Zucker wird daraus schnell eine nicht zu vernachlässigende Position in der täglichen Energiebilanz. Selbstverständlich habe ich nach meinem Diabetes Befund den Zucker gegen Süßstofftabletten ausgetauscht. Aber die Milch im Kaffee ist geblieben. Durch diese Milch im Kaffee bin ich gezwungen jede einzelne Tasse Kaffee in meiner Energiebilanz zu berücksichtigen.

Kalorienrechner und Rezeptrechner

Um die richtige Menge an Energie für den Tag zu berechnen ist es sinnvoll auf Kalorienrechner und Rezeptrechner aus dem Internet zurückzugreifen. Sicherlich werden in den dort ausgeworfenen Tabellen nur ungefähre Werte aufgeführt. Jedoch bewahrt eine sorgfältige Recherche den Diabetiker vor unangenehmen Überraschungen. Gerade zu Beginn der Erkrankung bzw. wenn man noch keine Erfahrung mit der Ernährung als Diabetiker hat ist es sehr hilfreich auf diese Zahlen zurückgreifen zu können. Ich habe in den ersten 6 Monaten meiner Karriere als jung Diabetiker viele Rezepte im Internet berechnet. Mit der Zeit bekommt man ein gutes Gefühl dafür was man essen kann und wie viel davon.

Ein Beispiel ist die morgendliche Scheibe Brot. Die Frage, die sich mir am Anfang gestellt hat, ist wie viel Gramm sind eine Scheibe Brot und wie viele Kohlenhydrate stecken in einer Scheibe Brot. Die Angaben im Internet und in den einschlägigen Tabellen sind aus Gründen der besseren Vergleichbarkeit grundsätzlich in Gramm je 100g festgehalten. Um meine morgendliche Scheibe Brot einschätzen zu können muss ich jedoch erstmal wissen was wiegt eine Scheibe. Vollkornbrot hat je 100g in etwa 37,6 Gramm Kohlenhydrate. Eine Scheibe Vollkornbrot wiegt durchschnittlich 50 g. Das bedeutet eine Scheibe Vollkornbrot hat C&A 18,8 Kohlenhydrate. Natürlich gibt es hier Abweichungen je nach Getreideart, die in dem Vollkornbrot verarbeitet wurde und natürlich auch in der Größe und Dicke der Scheiben. Wer es genau wissen will kommt nicht umhin seine morgendliche Scheibe Brot einmal auf die Küchenwaage zulegen.

Blutzucker richtig messen

Beim Blutzucker messen kann man eine ganze Menge falsch machen, was dann zu verfälschten werden führt. Der Blutzucker wird in der Regel an einem Blut Tropfen der aus der Fingerbeere entnommen wird gemessen. Es bedarf nicht viel Blut bei den modernen Messgeräten, um einen verlässlichen Wert zu erhalten. Den meisten modernen Blutzuckermessgeräten liegt eine sogenannte Stechhilfe bei, die es einem leichter macht, den Blutstropfen zu gewinnen. Bevor eine Blutzuckermessung stattfinden kann sind ein paar einfache, aber logische Regeln zu beachten Punkt als erstes muss man die Hände gründlich waschen und die Seifenrückstände vollständig abspülen. Die Hände werden dann mit einem sauberen Handtuch abgetrocknet damit Ablagerungen auf der Haut das Messergebnis nicht verfälschen. Bevor die eigentliche Messung beginnt wechselt man die Lanzette aus der Stechhilfe. Die Lanzette ist im Grunde die Nadel, mit der in den Finger gestochen wird, um den Bluttropfen zu gewinnen. Ist die Lanzette gewechselt legt man einen neuen Teststreifen in sein Messgerät. Als nächstes sticht man mit der Stechhilfe seitlich in die ausgewählte Fingerbeere. Hierbei sollte man auf den Daumen und den Zeigefinger verzichten, da sich in diesen beiden deutlich mehr Nervenbahnen befinden als in den verbleibenden drei anderen Fingern. Ist der Stich platziert wartet man auf den Blut Tropfen. Sollte das Blut nicht ausreichend aus dem Stich heraustreten darf man auf keinen Fall den Bluttropfen ausstreichen denn hierbei wird der Blut Tropfen mit weiteren Gefäß Flüssigkeiten vermengt und es entsteht ein falsches Ergebnis. Es ist dann besser erneut zustechen, gegebenenfalls mit einer etwas tieferen Nadeleinstellung.

Beim Blutzucker messen kommt es auf den richtigen Zeitpunkt an. Die erste Messung des Tages erfasst den Nüchternblutzucker Spiegel. Dieser wird in der Regel kurz nach dem Aufstehen gemessen. Es gibt Diabetiker die noch im Bett bevor sie aufstehen die erste Messung vornehmen. Die zweite Messung des Tages ist die Messung vor den Mahlzeiten in diesem Fall die Messung vor dem Frühstück. Die nächste Messung findet dann zwei Stunden nach dem Frühstück statt. Auch vor und nach dem Mittagessen und Abendessen werden wieder Messungen durchgeführt. Die letzte planmäßige Messung des Tages findet vor dem Zubettgehen statt. Selbstverständlich kann man zu jeder Tageszeit und Situation weitere Messungen durchführen. Gerade dann, wenn man sich nicht sicher ist macht es Sinn eine Messung durchzuführen. Beispielsweise vor oder nach besonderen Tagesereignissen, wie z.B. Sport oder große Arbeitsbelastungen oder Stress kann eine Messung erforderlich machen.

Worauf kommt es beim Intervallfasten für Diabetiker an?

Es gibt im Grunde nur zwei wesentliche Unterschiede zwischen dem Intervallfasten und dem Intervallfasten für Diabetiker. Beim Intervallfasten für Diabetiker wird neben den Zeitfenstern für Nahrungsaufnahme und Fasten eine kohlenhydratreduzierte Ernährung angestrebt. Wie viel oder wie wenig Kohlenhydrate man als Diabetiker zu sich nimmt sollte man grundsätzlich mit dem behandelnden Arzt besprechen. In der Regel weiß man als Diabetiker aber, wie viele Kohlenhydrate man zu sich nehmen sollte. Natürlich kann man auch über einen begrenzten Zeitraum fast vollständig auf Kohlenhydrate verzichten. Man redet dann von einer ketogenen Ernährung. Diese Variante habe ich in diesem Buch jedoch nicht behandelt da ich der Meinung bin das zu einer ausgewogenen Ernährung auch zu einem gewissen Maß Kohlenhydrate dazu gehören. Bei den Kohlenhydraten, die man im Rahmen einer diabetischen Ernährung zu sich nimmt, sollte man darauf achten, dass man die richtigen Kohlenhydrate zu sich nimmt. Für den erfahrenen Diabetiker ist das sicherlich keine Neuheit. Auf die klassischen Kohlenhydratquellen, wie z. B. Reis Nudeln Kartoffeln und sämtliche Produkte aus Weizenmehl ist grundsätzlich zu verzichten da diese Kohlenhydrate enthalten, die sehr schnell verstoffwechselt werden und den Blutzucker hochtreiben.

Welche Lebensmittel sind denn ohne Kohlenhydrate?

Wer an dieser Stelle auf eine umfangreiche Antwort gehofft hatte den kann ich leider nur enttäuschen denn es gibt nur sehr wenige Lebensmittel die vollständig ohne Kohlenhydrate sind. Jedoch gibt es eine ganze Reihe an Lebensmitteln, die nur einen sehr geringen Anteil an Kohlenhydraten haben. Die meisten Lebensmittel ohne Kohlenhydrate sind in der Regel tierische Produkte, wie z.B. Fleisch Fisch oder Eier. In der Milch insbesondere der Kuhmilch sind sehr wohl Kohlenhydrate hinhalten als auch der gefürchtete Zucker in Form von Milchzucker. Im Internet gibt es eine ganze Reihe von Nährwerttabellen auf denen die Nährwerte also Kohlenhydrate Eiweiße und Fette detailliert aufgelistet sind. Es ist schon sinnvoll sich mit den Lebensmitteln, die man selbst im Alltag regelmäßig verzehrt auseinander zu setzen, um zu wissen, wo Kohlenhydrate enthalten sind und in welcher Menge. Die Frage, die sich mir am Anfang aufgestellt hat, ist wie viel Kohlenhydrate sind denn viele Kohlenhydrate. Es braucht also einen Grenzwert und eine Einheit, um für sich selbst entscheiden zu können welche Lebensmittel bzw. welcher Gehalt an Kohlenhydraten für mich okay ist und welcher nicht. Die Einheit in die Kohlenhydrate in Lebensmittel angegeben werden sind Gramm pro 100g. Ein Wert, bei dem für mich ein Lebensmittel nahezu unbedenklich ist, sind 5 Gramm pro 100g. Das bedeutet nicht, dass alles was darüber liegt grundsätzlich tabu ist, sondern dass man einfach nur sorgfältiger bei der Verwendung sein muss. Grundsätzlich darf ein Diabetiker alles essen was ein gesunder auch essen darf. Jedoch gilt hier, alles in Maßen nicht in Massen. Ein weiterer recht neuer Wert für die Auswahl von geeigneten Lebensmitteln ist der Glyx Wert. Der Glyx Wert beinhaltet eigentlich zwei Werte. Das ist einmal der glykämischer Index und des Weiteren die glykämische Last. Da ich diesen Glyx Wert besonders interessant finde, gibt es im weiteren Verlauf dieses eBooks ein gesondertes Kapitel dazu.

Welches Obst und Gemüse kann ich bedenkenlos essen?

Bei Obst und Gemüse denkt man im ersten Moment sie seien unbedenklich für die Diabetiker Ernährung Punkt das ist leider nur eingeschränkt richtig denn auch in Obst und Gemüse gibt es einen unterschiedlichen Gehalt an Kohlenhydraten die gerade bei Obst auch noch in Form von Fruchtzucker enthalten ist, welcher besonders schnell vom Körper verstoffwechselt werden kann und somit den Blutzuckerspiegel schnell in die Höhe treibt. Auch hier gibt Einblick in die Nährwerttabellen und auf den Glückswert einen guten Aufschluss darüber welches Obst oder Gemüse für die diabetische Ernährung gut geeignet ist und welche weniger gut. Nachfolgend habe ich jedoch mal eine kleine Liste zusammengestellt, aus der sowohl Obst- als auch Gemüsesorten hervorgehen, die bei uns gebräuchlich und erhältlich sind und für eine diabetische Ernährung geeignet.

					GLYX	
Obst je 100g	**Kcal**	**Proteine**	**Fette**	**KH**	**GI**	**GL**
Apfel	49	X	X	12	G	G
Birne	57	1	X	13	G	G
Banane	88	1	X	16	M	M
Orange	41	1	X	9	G	G
Kirsche	47	1	X	13	G	G
Himbeere	37	1	X	8	G	G
Erdbeere	33	1	X	7	G	G
Heidelbeere	83	1	X	19	G	G
Wassermelone	37	1	X	8	H	G

GI = Glykämischer Index, GL = Glykämische Last, KH = Kohlenhydrate
G = Gering, M = Mittel, H = Hoch

					GLYX	
Gemüse je 100g	**Kcal**	**Proteine**	**Fette**	**KH**	**GI**	**GL**
Tomate	16	1	X	3	G	G
Paprika	21	1	X	4	G	G
Gurke	12	X	X	1	G	G
Zucchini	16	2	X	2	G	G
Aubergine	21	1	X	4	G	G
Zwiebel	42	1	X	9	G	G
Olive	134	1	14	X	G	G
Möhre	29	1	X	6	M	M
Mais	74	2	X	16	G	M

GI = Glykämischer Index, GL = Glykämische Last, KH = Kohlenhydrate
G = Gering, M = Mittel, H = Hoch

Welche Fruchtsäfte darf ich trinken?

Fruchtsäfte nehmen in der diabetischen Ernährung eine besondere Rolle ein denn ein Fruchtsaft ist meist eine tückische Falle. Aus meiner persönlichen Krankheitsgeschichte weiß ich das eigentlich alle Fruchtsäfte eine enorme Menge an Fruchtzucker enthalten. Man denkt, man tut sich eigentlich was Gutes und trinkt einen hochwertigen Fruchtsaft, von dem uns seitens der Industrie vermittelt wird, er sei gesund. Leider hat beispielsweise bei mir der Verzehr von Fruchtsäften in großer Menge dazu geführt, dass der Diabetes ausgebrochen ist. Der bekannte und in Deutschland sehr beliebte Apfelsaft hat beispielsweise die je 100 ml einen Kohlenhydratgehalt von etwa 10,8 Gramm. 10,8 Gramm hört sich auf den ersten Blick gar nicht zu viel an. Bedenkt man jedoch, dass ein normales Glas Apfelsaft in der Regel 200 ml umfasst bedeutet, das mit einem Glas Apfelsaft nimmt, man 21,6 Gramm Kohlenhydrate zu sich. Diese Kohlenhydrate sind in Form von Fruchtzucker spricht Fructose im Apfelsaft enthalten. Wenn man bedenkt das die empfohlene Menge an Kohlenhydrate für einen Typ 2 Diabetiker bei ca. 90 g pro

Tag liegt, merkt man schnell wie viel das eigentlich ist. In den Gerichten, die ich für mich selbst zubereite, habe ich mich an den 90 g Kohlenhydrate pro Tag orientiert und darauf geachtet, dass ein Wert von ca. 30 g pro Gewicht nicht überschritten wird. Würde ich den Apfelsaft nicht aus meinem Speiseplan verbannen, wären 1,5 Gläser Apfelsaft bereits eine vollständige Mahlzeit bezogen auf den Gehalt an Kohlenhydraten. Damit man ein Gefühl dafür bekommt, wie viel Zucker in Fruchtsäften enthalten ist habe ich auch hier eine kleine Übersichtstabelle erstellt.

					GLYX	
Fruchtsaft je 100ml	**Kcal**	**Proteine**	**Fette**	**KH**	**GI**	**GL**
Apfelsaft	49	X	X	12	H	H
Orangensaft	45	1	X	10	G	M
Zitronensaft	33	X	X	8	G	G
Sauerkirschsaft	41	X	X	10	G	M
Ananassaft	49	X	X	12	H	H
Traubensaft	74	X	X	18	M	M

GI = Glykämischer Index, GL = Glykämische Last, KH = Kohlenhydrate
G = Gering, M = Mittel, H = Hoch

Welchen Käse darf ich essen?

Wenn man sich die Nährwerttabelle von Käse anschauen, stellt man schnell fest das Käse erfreulicherweise nur einen geringen Anteil an Kohlenhydraten aufweist. Am besten schaut man auch hier in die Nährwerttabellen, um herauszufinden wie hoch der Anteil an Kohlenhydraten im persönlichen Lieblingskäse ist. Auch zum Käse habe ich eine kleine Übersicht erstellt, um einen ersten Eindruck zu vermitteln.

					GLYX	
Käse je 100g	**Kcal**	**Proteine**	**Fette**	**KH**	**GI**	**GL**
Gouda, 45% Fett i. Tr.	358	24	27	X	G	G
Camembert, 45% Fett i. Tr	299	22	21	X	G	G
Emmentaler Käse, 45% Fett i. Tr.	402	28	30	X	G	G
Cheddar, 50% Fett i. Tr.	404	25	32	1	G	G
Doppelrahmfrischkäse, 60% Fett i. Tr.	395	15	35	2	G	G
Schmelzkäse, 45% Fett i. Tr.	217	14	24	X	G	G

GI = Glykämischer Index, GL = Glykämische Last, KH = Kohlenhydrate
G = Gering, M = Mittel, H = Hoch

Darf ich Alkohol trinken?

Der Genuss von Alkohol schließt sich eigentlich aus zwei Gründen vollständig aus. Wie der geschulte Diabetiker weiß nimmt der Alkohol bereits in kleinen Mengen erheblichen Einfluss auf die Verstoffwechselung von Zucker. Alkohol verringert kurzzeitig die Blutzucker regulierenden Funktionen der Leber. Dies kann im schlimmsten Fall zu einer gefährlichen Unterzuckerung führen. Darüber hinaus stört der Alkohol in erheblichem Maße die Fettverbrennung. Beides sind Auswirkungen, die man nicht wirklich im Alltag haben möchte, insbesondere dann nicht, wenn man gerade versucht mittels einer Ernährungsumstellung auf das Intervallfasten seine Gesundheit und sein Körpergewicht in den Griff zu bekommen.

Das war jetzt ein deutlicher und strenger Textabschnitt. Letztendlich muss jeder für sich selbst herausfinden, wie er auf den Genuss von Alkohol reagiert denn jeder Körper ist anders. Ich habe zu Anfang selbst kleine Test mit mir durchgeführt indem ich Getränke und Lebensmittel ausprobiert habe. Um sicher zu gehen, dass die festgestellten Effekte wirklich von diesem Getränk oder Lebensmittel stammen habe ich sie nüchtern verkostet und dabei jeweils den Blutzuckerspiegel gemessen. Über die beiden schädlichen Wirkungen des Alkohols hinaus enthält dieser je nach Getränk immer ein nicht unerhebliches Maß an Kohlenhydraten und Kalorien. Beides ist im Rahmen des Intervallfastens für Diabetiker denkbar ungünstig. Jedoch gilt auch hier ein Diabetiker darf alles essen und trinken, jedoch immer in Maßen nicht in Massen. Um auch bei alkoholischen Getränken einen neutralen Eindruck zu bekommen, schließt sich auch hier eine kleine Nährwerttabelle an.

					GLYX	
Alkohol je 100ml	**Kcal**	**Proteine**	**Fette**	**KH**	**GI**	**GL**
Bier	42	1	X	3	H	H
Rotwein	67	X	X	2	G	G
Sekt, trocken	72	X	X	5	G	G
Weißwein, trocken	71	X	X	3	G	G
Weizenbier	39	X	X	3	H	H
Whisky	247	X	X	X	G	G
Vodka	221	X	X	X	G	G

GI = Glykämischer Index, GL = Glykämische Last, KH = Kohlenhydrate
G = Gering, M = Mittel, H = Hoch

Naschen

Das Naschen oder die Kleinigkeiten zwischen den Mahlzeiten sind sowohl beim Intervallfasten als auch bei der diabetischen Ernährung immer wieder ein Problem. Wenn möglich, sollte man auf jede Form von Süßigkeiten verzichten, weil diese einfach erfahrungsgemäß große Mengen schnell verwertbaren Zucker enthalten. Besser für den, nennen wir es, kleinen Hunger zwischendurch geeignet sind Nüsse.

Es bleibt einem selbst überlassen welche Nüsse man hier bevorzugt. Um einen Überblick über verschiedene Nüsse und deren Nährwerte zu erhalten habe ich wieder eine entsprechende Tabelle erstellt. Was ebenfalls zum Naschen oder Knabbern geeignet ist, ist rohes Gemüse. Da ich selbst kein großer Gemüseesser bin oder war, ist der Gedanke statt einem Schokoriegel oder sonstigen Süßkram beispielsweise junge Möhren, Paprikastreifen, Gurke oder einfach eine Tomate zu essen am Anfang sehr ungewohnt.

Ich kann aber aus Erfahrung sagen, dass der Drang nach Süßigkeiten schnell nachlässt, wenn man nach und nach den Zucker aus seinem Alltag entfernt hat. Wenn es denn gar nicht anders geht, bleibt immer noch der Griff in die Obstkiste. Es muss dafür gar nichts exotisches oder Außergewöhnliches sein. Meistens ist der Drang nach Süßem nach einem Apfel bereits gestillt.

Samen & Nüsse	kcal	kJ	Proteine	Fette	KH	GLYX		Portion
Je 100g	(g)	(g)	(g)	(g)	(g)	GI	GL	g
Cashewkerne	568	2374	15	42	31	m →	m →	25
Haselnüsse	687	2874	14	62	13	g ↓	g ↓	25
Kokosnüsse	402	1682	4	37	10	g ↓	g ↓	15
Leinsamen	439	1837	26	30	13	g ↓	g ↓	15
Macademia	603	2520	4	78	6	g ↓	g ↓	25
Mandeln	642	2686	18	54	4	g ↓	g ↓	25
Maronen	194	812	3	1	42	m →	m →	25
Paranüsse	709	2966	14	67	7	g ↓	g ↓	25
Pinienkerne	674	2820	13	60	21	g ↓	g ↓	15
Pistazien	619	2590	21	52	12	g ↓	g ↓	35
Sesamkerne	551	2305	21	50	x	g ↓	g ↓	10
Sonnenblumenkerne	599	2506	27	49	8	g ↓	g ↓	15
Walnüsse, Hälften	705	2950	15	63	14	g ↓	g ↓	25

Der GLYX Wert

Der GLYX Wert oder auch glykämischer Index (GI)ist eine Maßeinheit dafür, wie schnell oder langsam der Blutzuckerspiegel nach dem Verzehr des jeweiligen Lebensmittels ansteigt. Die Ausgangsgröße mit einem Glyx Wert von 100 ist der Traubenzucker. Traubenzucker ist reine Glucose bzw. Dextrose und kann vom Körper optimal aufgenommen werden. Das bedeutet, dass der Blutzucker sehr schnell aufrecht hohe Werte ansteigt. Lebensmittel mit einem niedrigen glykämischen Index erhöhen den Blutzucker deutlich langsamer und auch weniger stark.

Da es beim Blutzucker Anstieg auch ein ganzes Stück weit auf die zugeführte Menge des jeweiligen Lebensmittels ankommt hat man neben dem glykämischen Index einen weiteren Wert eingeführt, der glykämische Last (GL) genannt wird. Die glykämische Last berücksichtigt neben dem glykämischen Index auch die üblicherweise in einer Portion aufgenommene Menge. Es wird also der glykämische Index bezogen auf die durchschnittliche Portionsgröße berücksichtigt. Dieser Wert ist deutlich aussagekräftiger als der glykämischer Index allein.

Im Internet findet man eine Vielzahl von Übersichten aus denen sowohl der glykämischer Index als auch die glykämische Last hervorgehen. Gerade für einen Diabetiker sind diese beide Werte sehr interessant, da sich damit der Blutzuckeranstieg recht gut planen lässt. Selbstverständlich sind in diesen Tabellen auch nur Durchschnittswerte hinterlegt. Das heißt die realen Werte eines Lebensmittels können von diesen Durchschnittswerten nach oben oder unten abweichen.

Nährwertrechner und Rezeptrechner im Internet

Nährwert- und Rezeptrechner gibt es im Internet eine ganze Reihe. Ich persönliche nutze hier von genau zwei. Ich bevorzuge die beiden, weil ich dort die Möglichkeit habe, ganze Rezepte oder auch einzelne Zutaten zu berechnen. Die ist recht hilfreich, wenn ein Gericht eine Vielzahl von Zutaten enthält. Die Nährwerte je 100gr helfen mir, zu beurteilen on das Gericht nun viel oder wenig Kohlehydrate enthält. Mein persönlicher Richtwert sind hier nicht mehr als 10g Kohlenhydrate je 100gr.

Mein Favorit ist unter den Rezeptrechnern https://www.rezeptrechner.de/ gefolgt von https://www.yazio.com/de.

Rezepte für einen erfolgreichen Start

Rezepte mit detaillierten Nährwerten

Rezepte für Diabetiker taugliche Gerichte gibt es mittlerweile in den unterschiedlichsten Formen, als Taschenbücher, als Hardcover Bücher oder auch als eBooks in Hülle und Fülle. Die meisten haben Nährwertangaben, die sich auf das gesamte Rezept beziehen. Auch lassen sich die Portionsgrößen in den meisten Fällen irgendwie ableiten.

Da die Bedürfnisse der Diabetiker von Mensch zu Mensch unterschiedlich sind, fehlen mir bei diesen Rezepten immer wieder die Nährwertangaben aufgeschlüsselt nach Zutaten. Warum fehlen mir diese? Ganz einfach, wenn für meine persönlichen Bedürfnisse die Eckdaten der Nährwerte nicht stimmen kann ich ohne die Detail Angaben das Rezept nicht auf meine persönlichen Bedürfnisse abstimmen. Oftmals reicht es den Anteil der kohlenhydrathaltigen Zutaten anzupassen damit ein Gericht zu mir und meinen Bedürfnissen passt Punkt natürlich ist es dann nicht mehr das Original Rezept, aber das würde ich in diesem Fall in Kauf nehmen denn ohne diese Angaben muss ich in manchen Fällen auf das Gericht vollständig verzichten. Bei Gerichten, wo der Hauptanteil der Kohlenhydrate in den Beilagen steckt, beispielsweise die Kartoffeln zu einem Braten Gericht, kann ich diese leicht reduzieren oder gar komplett vermeiden. Anders sieht es hingegen aus bei Gerichten wie Suppen Eintöpfe oder Aufläufen. Bei diesen Gerichten muss ich schon bei der Zubereitung darauf achten, dass ich das richtige Maß an kohlehydrathaltigen Lebensmitteln bzw. Zutaten verwende. Sicherlich erreiche ich hier gute Ergebnisse, wenn ich kohlenhydrathaltige Lebensmittel reduziere oder eben den Anteil an nicht kohlenhydrathaltige Lebensmittel entsprechend erhöhe. Nachfolgend habe ich einige Beispielrezepte abgebildet, die jeweils am Ende eine detaillierte Nährwerttabelle nach den verwendeten Zutaten aufweisen.

Bauerntopf

Eintöpfe machen nicht nur schnell satt, sondern schmecken auch noch gut und sind gesund. Seinen Ursprung hat der Eintopf im bäuerlichen, denn früher war es wichtig etwas zu kochen was gut sättigt, um nicht direkt wieder Hunger zu bekommen. Unser Barbecue-Eintopf weicht natürlich nur in der Würze von den früher so beliebten Gerichten ab. Scharf gewürzt und deftig lässt man sich scharf angebratenes Rind auf der Zunge zergehen. Die typische Schärfe eins Barbecues verleiht dem Eintopf eine besondere Note und lässt dieses Gericht nicht langweilig werden.

Zutaten

400 g Hackfleisch Rind oder gemischt
300 g Kartoffeln
1 Zwiebel
2 Knoblauchzehen
Je ½ Paprikaschote rot und gelb
1 Möhre
1,2 l Rinderbrühe
2 EL Tomatenmark
1 TL Paprikapulver edelsüß
½ TL Paprikapulver scharf
1 EL Majoran
1 EL Thymian
1 TL Salz
1 TL Pfeffer
1 EL Schmand oder Creme fraiche
etwas Petersilie zum garnieren

Rezept Info

Portionen	6	Schwierigkeit	**Leicht**	Zubereitung	**45 Minuten**

Nährwerte

	gesamt	**Je Portion**	**je 100g**
Kohlenhydrate (g)	155,6	26,1	5,8
Protein (g)	89,4	14,9	3,3
Fett (g)	161,1	26,8	6,0
Energie (kcal)	2505,4	417,6	93,2

Vorbereitungen

Das Gemüse, sprich: Paprika, Möhre, Kartoffeln, wird gewaschen und trocken getupft. Anschließend werden die Kartoffeln, sowie die Möhre, die Zwiebel und die Knoblauchzehen geschält. Danach werden Möhre, Kartoffeln und Paprikaschoten in kleine Stücke geschnitten. Die Zwiebel und die Knoblauchzehen werden fein gehackt.

Zubereitung

Nachdem das Gemüse geschnitten wurde, kommt das Hackfleisch in einen Topf und wird krümelig gebraten. Es sollte darauf geachtet werden, dass das Fleisch eine bräunliche Färbung annimmt. Nun gibt man die Zwiebeln und den Knoblauch dazu und brät beides mit an. Die Paprika kommt direkt danach in den Topf und wird angedünstet, ehe das Tomatenmark dazugegeben wird. Jetzt röstet man alles gut an. Das Gemisch wird jetzt mit der Rinderbrühe abgelöscht und man lässt alles gut aufkochen. Danach gibt man die Kartoffeln und die Möhre dazu, sowie die Gewürze und lässt den Eintopf für circa 30

Minuten köcheln. Man kann am Ende der Garzeit testen, ob die Kartoffeln noch etwas länger brauchen, in dem man mit einer Gabel hinein piekst. Zum Schluss schmeckt man den Bauerntopf an und füllt den leckeren Eintopf in Schüsseln. Um das Ganze zu verfeinern gibt man noch einen Esslöffel Schmand obendrauf und etwas Petersilie. Die Soße wird so schön sämig und verleiht dem Eintopf noch mehr Geschmack! Nach Belieben kann man auch eine Scheibe frisches Brot dazu essen oder man genießt den Eintopf pur.

Zutatenliste mit Nährwerten

Zutat	Menge	Einheit	KH (g)	P (g)	Fett (g)	Energie (Kcal)
Hackfleisch	400	g	1,2	64,	60,0	825,3
Kartoffeln	500	g	85,0	10,0	0,5	394,1
Zwiebel	230	g	11,3	3,0	0,7	64,9
Knoblauch	16	g	4,5	1,0	0,0	22,8
Paprika (gelb)	77,5	g	4,1	0,9	0,2	22,8
Paprika (rot)	77,5	g	5,0	1,0	0,4	28,1
Möhre	100	g	4,7	0,9	0,0	23,0
Rinderfond	1,2	l	19,2	3,6	92,4	952,8
Tomatenmark	30	ml	3,9	0,0	0,9	24,4
Paprikapulver (edelsüß)	3	g	1,0	0,4	0,4	9,7
Paprikapulver (scharf)	1,5	g	0,5	0,2	0,2	4,9
Majoran	15	g	6,4	1,9	1,1	43,7
Thymian	10	g	4,5	0,9	0,7	29,2
Salz	5	g	0,0	0,0	0,0	0,0
Pfeffer	7	g	3,6	0,8	0,2	20,2
Schmand	15	g	0,5	0,4	3,0	31,8

Alle o. a. Angaben beziehen sich auf die gesamte Menge in diesem Rezept.

Belgischer Hähncheneintopf

Der belgische Hähncheneintopf wird auch Waterzooi genannt und entstammt der flämischen Küche. Dort beschreibt das Gericht ein Nationalgericht und bedeutet übersetzt ungefähr so viel wie „Wassersud“. Als Grundlage für den Eintopf gelten traditionell Huhn oder Süßwasserfische, sowie Kalbshachse und Gemüse. Ergänzt wird der Eintopf mit allerlei Kräutern und Gewürzen, wie Petersilie, Thymian, Lorbeer und Gewürznelken. Serviert wird Waterzooi traditionell mit Pommes frites oder Weißbrotscheiben.

Zutaten

4 große Hähnchenkeulen
4 Zweige Thymian
1 Lorbeerblatt
1 Stiel Petersilie
1 TL Pfeffer
1 TL Pimentkörner
1 Gemüsezwiebel
2 EL Butter
1 EL Mehl
100 ml Schlagsahne
Salz
100g Erbsen TK
100 g Räucherschinken in Scheiben
150 g kleine Champignons

Rezept Info

Portionen	4	Schwierigkeit	Leicht	Zubereitung	105 Minuten

Nährwerte

	gesamt	Je Portion	je 100g
Kohlenhydrate (g)	42,4	10,6	2,4
Protein (g)	301,9	75,5	17,0
Fett (g)	172,2	43,0	9,7
Energie (kcal)	3013,2	753,3	169,4

Vorbereitungen

Die Hähnchenschenkel werden abgebraust und trocken getupft. Die Zwiebel schält man und würfelt sie fein. Danach schneidet man den Schinken in Streifen und putzt die Champignons. Je nach Größe der Pilze schneidet man diese noch einmal halb.

Zubereitung

Die gewaschenen Hähnchenkeulen legt man nun in einen Topf, bedeckt sie mit Wasser und lässt das Ganze gut aufkochen. Der Schaum, der hierbei entsteht, wird abgeschöpft und dann weitere 45 Minuten leise geköchelt. Während der letzten 15 Minuten Garzeit gibt man die Kräuter dazu, also Lorbeerblatt, Petersilie, Thymian, sowie Pfeffer und Pimentkörner. Nach Garende entnimmt man die Schenkel aus dem Topf, lässt sie abkühlen und zieht dann die Haut ab. Die Brühe gießt man durch ein Sieb und lässt sie bei 500 ml einköcheln. Bei Bedarf kann man die Brühe entfetten.

Die Zwiebelwürfel werden nun in 1 Esslöffel Butter glasig angeschwitzt, danach gibt man das Mehl hinzu und rührt solange, bis es schäumt. Unter Rühren gießt man dann die Brühe hinzu. Schließlich gießt man die Sahne hinzu und lässt das Ganze 5 Minuten sämig einköcheln. Sie Soße wird nun mit Salz und Pfeffer abgeschmeckt, ehe man die Erbsen dazu gibt und das Hähnchen in die Soße legt. Alles gut heiß werden lassen. Währenddessen brät man die Schinkenscheiben und die Champignons etwa für 2 – 3 Minuten goldbraun an. Nun gibt man das Hähnchen mit der Sauce auf Teller und bestreut den Eintopf mit Schinken und Pilzen.

Zutatenliste mit Nährwerten

Zutat	Menge	Einheit	KH (g)	P (g)	Fett (g)	Energie (Kcal)
Hähnchenkeule	1050	g	0,0	262,5	115,5	2150,40
Thymian	1	g	0,5	0,1	0,1	2,9
Lorbeerblatt	1	g	0,5	0,1	0,1	3,1
Petersilie	5	g	0,4	0,2	0,0	2,6
Pfeffer (schwarz)	7	g	3,6	0,8	0,2	20,2
Piment	5	g	3,0	0,3	0,4	17,3
Gemüsezwiebel	230	g	11,3	0,3	0,7	64,9
Butter	20	g	0,2	0,2	13,0	1225,5
Mehl	10	g	7,1	1,0	0,1	34,1
Schlagsahne	100	ml	3,5	2,5	35,1	351,0
Erbsen (grün)	100	g	10,0	6,2	0,7	72,9
Schinken (geräuchert)	100	g	1,5	21,0	6,0	148,1
Champignons (Frisch)	150	g	0,9	4,1	0,3	23,1

Alle o. a. Angaben beziehen sich auf die gesamte Menge in diesem Rezept.

Barbecue-Eintopf

Eintöpfe machen nicht nur schnell satt, sondern schmecken auch noch gut und sind gesund. Seinen Ursprung hat der Eintopf im bäuerlichen, denn früher war es wichtig etwas zu kochen was gut sättigt, um nicht direkt wieder Hunger zu bekommen. Unser Barbecue-Eintopf weicht natürlich nur in der Würze von den früher so beliebten Gerichten ab. Scharf gewürzt und deftig lässt man sich scharf angebratenes Rind auf der Zunge zergehen. Die typische Schärfe eines Barbeque verleiht dem Eintopf eine besondere Note und lässt dieses Gericht nicht langweilig werden.

Zutaten

500g Rinderbraten aus der Schulter
250g Zwiebeln
3El Öl
2 Knoblauchzehen
Salz
Pfeffer
Cayennepfeffer
2 El Tomatenmark
2 El braunen Zucker
800 ml Gemüsebrühe
100 ml Tomatenketchup
300 g Süßkartoffeln
250 g Zucchini
1 Dose Mais
Worcestershiresauce
4 El Schnittlauch in Röllchen geschnitten

Rezept Info

Portionen	6	Schwierigkeit	Leicht	Zubereitung	120 Minuten

Nährwerte

	gesamt	Je Portion	je 100g
Kohlenhydrate (g)	84,6	14,4	3,8
Protein (g)	113,5	18,9	5,0
Fett (g)	25,0	4,2	1,1
Energie (kcal)	1052,0	175,3	46,6

Vorbereitungen

Das Fleisch wird in 1 cm große Stücke geschnitten und in zwei Portionen eingeteilt. Die Zwiebel wird gepellt und fein gewürfelt und dann wird der Knoblauch geschält und fein gehackt. Die Süßkartoffeln und die Zucchini werden geschält. Beides wird in circa 1 cm dicke Scheiben geschnitten. Der Mais kann schon abgegossen werden und der Schnittlauch wird in feine Röllchen geschnitten.

Zubereitung

Nachdem alle Vorbereitungen getroffen wurden, beginnt man nun damit, das Fleisch portionsweise in je einem Esslöffel Öl scharf anzubraten. Man achte hierbei darauf, dass die Fleischstücke von allen Seiten braun gebraten sind. Nachdem das Fleisch angebraten wurde, wird es beiseitegestellt und die Zwiebel und der Knoblauch kommen an die Reihe. Auch hier wird in einem Esslöffel Öl angebraten. Schließlich wird das Fleisch wieder dazugegeben und das Gemisch kräftig mit Salz, Pfeffer und Cayenne gewürzt, um eine schmackhafte Note ins Fleisch zu bekommen. Nun gibt man das Tomatenmark, einem Esslöffel des braunen Zuckers sowie Mehl hinzu und röstet alles kurz an. Jetzt wird mit Ketchup und Gemüsebrühe abgelöscht und aufgekocht. Dann alles bei mittlerer Hitze für circa eine Stunde garen lassen.

Nach der Stunde Garzeit wird das Gemüse dazugegeben und dieses für weitere 15 Minuten gegart. Zum Schluss wird der Eintopf mit Salz, Pfeffer, Worcestershiresauce und eventuell Zucker würzig abgeschmeckt.

Für das Auge wird der Eintopf mit Schnittlauch bestreut. Immerhin isst das Auge bekanntlich mit.

Zutatenliste mit Nährwerten

Zutat	Menge	Einheit	KH (g)	P (g)	Fett (g)	Energie (Kcal)
Rinderbraten	500	g	0,0	93,0	16,0	530,1
Zwiebel	230	g	11,3	3,0	0,7	64,9
Knoblauch	16	g	4,5	1,0	0,0	22,8
Salz	2	g	0,0	0,0	0,0	0,0
Pfeffer (schwarz)	2	g	1,0	0,2	0,1	5,8
Cayenne Pfeffer	2	g	0,6	0,2	0,3	6,6
Tomatenmark	30	g	3,9	0,0	0,9	0,0
Erythrit	15	g	0,0	0,0	0,0	0,0
Wasser	800	ml	0,0	0,0	0,0	0,0
Gemüsebrühe (Instant)	6	g	2,0	0,7	0,3	13,7
Ketchup	100	g	26,0	1,9	0,2	116,2
Zuccini	250	g	5,3	4,5	1,0	49,3
Mais	285	g	31,4	8,3	5,4	212,8
Schnittlauch	20	g	0,3	0,7	0,1	5,4

Alle o. a. Angaben beziehen sich auf die gesamte Menge in diesem Rezept.

Shakshuka

Shakshuka ist eines der absoluten Trend-Gerichte der letzten Jahre. Vor allem in Nordafrika und Israel ist dieses bekannte Pfannengericht ist in aller Munde – kein Wunder, denn es schmeckt unglaublich lecker würzig und gut. Shakshuka ist ein schnelles Gericht ohne viel Aufwand.

Zutaten

3 El Olivenöl
1 Stück Zwiebel
2 Zehen Knoblauch
1 Stück Paprika, gelb
8 Stück Tomaten, reif
2 El Tomatenmark
1 Tl Paprikapulver, edelsüß
1 Tl Salz
4 Stück Eier
Petersilie, glatt
Chiliflocken

Rezept Info

Portionen	4	Schwierigkeit	Leicht	Zubereitung	30 Minuten

Nährwerte

	gesamt	Je Portion	je 100g
Kohlenhydrate (g)	46,7	11,7	3,8
Protein (g)	30,0	7,5	2,5
Fett (g)	66,4	16,6	5,5
Energie (kcal)	947,5	236,9	77,8

Vorbereitungen

Die Zwiebel wird geschält und in Würfel geschnitten. Die Tomaten werden gewaschen und geviertelt. Dabei wird jeweils der Strunk entfernt. Die Paprika wird gewaschen und in ca. 1 cm breite Streifen geschnitten. Hier werden Strunk und Kerne entfernt. Die Petersilie wird in kleine Stück geschnitten oder gehackt. Die Größe der jeweiligen Stücke ist nicht in Stein gemeißelt und kann nach persönlichem Belieben angepasst werden.

Zubereitung

Das Olivenöl wird in einer Pfanne erhitzen. Die Zwiebel, Knoblauch und Paprika werden unter Rühren ca. 5 Minuten glasig angedünstet. Anschließend werden Tomaten, Tomatenmark und Gewürze hinzugeben. Das Ganze wird dann ca. 10 Minuten offen köcheln gelassen.

Mit einem Esslöffel werden nun vier kleine Mulden für die Eier in die Tomatenmasse drücken und jeweils ein Ei hineinschlagen. Auf die

Pfanne wird dann ein Deckel auflegt und das Gericht ca. 5 Minuten weiter köcheln gelassen. Das Ei soll innen noch leicht flüssig sein.

Die Petersilie wird kurz vor dem Servieren auf das Gericht gestreut. Natürlich auch hier wieder, jeder so viel er mag.

Wer es mag kann auch in das fertige Gericht noch Fetakäse einrühren dies macht man dann, bevor die Eier in die Pfanne kommen.

Zutatenliste mit Nährwerten

Zutat	Menge	Einheit	KH (g)	P (g)	Fett (g)	Energie (Kcal)
Tomaten	540	g	17,3	5,4	1,1	110,7
Olivenöl	45	g	0,0	0,0	41,4	372,6
Zwiebel	230	g	11,3	3,0	0,7	71,6
Tomatenmark	30	g	3,9	0,0	0,9	25,4
Paprika (gelb)	155	g	8,2	1,9	0,5	55,6
Paprikapulver	3	g	1,0	0,4	0,4	10,7
Salz	5	g	0,0	0,0	0,0	0,0
Chilischote	15	g	0,6	0,3	0,1	11,7
Petersile	10	g	0,7	0,4	0,0	6,0
Chiliflocken	5	g	1,6	0,6	0,9	18,7
Eier	180	g	2,0	18,0	20,5	264,6

Alle o. a. Angaben beziehen sich auf die gesamte Menge in diesem Rezept.

Vavishka - persisches Pfannengericht

Vavishka ist ein leckeres persisches Pfannengericht. Diese Spezialität stammt aus Gilan am Kaspischen Meer. In Gilan wird diese Spezialität „Vavij“ oder auch „Vabij“ genannt. Das bedeutet „dünsten“. Es gibt verschiedene Versionen des Vavishka. Das nachfolgende Rezept wurde auf Basis von Hackfleisch, Zwiebeln, Tomaten zubereitet, dann mit Kurkuma, Zitronensaft, Advieh gewürzt und ganz zum Schluss mit Eiern gekrönt Advieh ist eine persische Gewürzmischung. Das Besondere an diesem Gericht ist die Gewürzmischung Advieh – das Juwel unter den Gewürzen der persischen Küche, diese gibt ihm ein warmes, süßlich blumiges Aroma. Für alle, die kein Advieh zur Hand habe, befindet sich eine kleine Anleitung in diesem Rezept, mit der man diese Gewürzmischung gut selbst fertigen kann.

Zutaten

2 Stück Charlotten
2 Stück Knoblauchzehen
1 El Olivenöl
1 Tl Kurkuma
500g Rindergehacktes
1 Stück Zitrone
4 Stück Rispentomaten
2 El Tomatenmark
4 Stück Eier
4 Stück Frühlingszwiebeln
½ Bund glatte Petersilie
½ Bund Schnittlauch

Zutaten Advieh

1 Tl Ceylon-Zimt
¼ Tl Kardamon
1 Tl Rosenblütenblätter gemahlen
½ Tl Safran
½ Tl Koriander
1 Tl Limettenpulver
1 Prise Muskatnuss
1 Messerspitze Cayennepeffer

Rezept Info

Portionen	4	Schwierigkeit	Leicht	Zubereitung	30 Minuten

Nährwerte

	gesamt	Je Portion	je 100g
Kohlenhydrate (g)	34,3	8,6	2,8
Protein (g)	124,1	31,0	34,4
Fett (g)	137,4	34,4	11,1
Energie (kcal)	1888,3	472,1	152,4

Vorbereitungen

Die Charlotten werden geschält und in feine Ringe geschnitten. Die Tomaten werden gewaschen und geviertelt. Dabei wird jeweils der Strunk entfernt. Die Frühlingszwiebeln werden gewaschen und in Ringe geschnitten. Die Petersilie und der Schnittlauch werden in kleine Stück geschnitten oder gehackt. Die Größe der jeweiligen Stücke ist nicht in Stein gemeißelt und kann nach persönlichem Belieben angepasst werden.

Zubereitung

Das Olivenöl wird in einer Pfanne erhitzen. Die Charlotten werden unter Rühren ca. 5 Minuten angedünstet und dann mit Kurkuma bestreut. Anschließend wird das Hackfleisch in die Pfanne gegeben und angebraten. Als nächstes wird das Advieh oder die selbst erstelle Advieh Mischung hinzugegeben. Als nächstes kommen die Tomaten, das Tomatenmark und der Saft einer Zitrone hinzugegeben. Nun werden ca. 250-300ml Wasser hinzugegeben. Das Ganze wird nun auf mittlerer Hitze ca. 15 Minuten geköchelt.

Mit einem Esslöffel werden nun vier kleine Mulden für die Eier in die Tomatenmasse drücken und jeweils ein Ei hineinschlagen. Auf die Pfanne wird dann ein Deckel auflegt und das Gericht ca. 5 Minuten weiter köcheln gelassen. Das Ei soll innen noch leicht flüssig sein.

Die Mischung aus Petersilie, Frühlingszwiebel und Schnittlauch wird kurz vor dem Servieren auf das Gericht gestreut. Natürlich auch hier wieder, jeder so viel er mag.

Zu diesem typisch persischen Gericht passt hervorragend ein Schafsjohgurt, gewürzt mit Salz und Pfeffer und garniert mit ein paar Granatapfelkernen.

Zutatenliste mit Nährwerten

Zutat	Menge	Einheit	KH (g)	P (g)	Fett (g)	Energie (Kcal)
Hackfleisch (Rind)	500	g	0,0	95,0	95,0	1235,0
Charlotten	60	g	2,9	0,8	0,2	18,7
Olivenöl	15	g	0,0	0,0	13,8	124,2
Kurkuma Pulver	5	g	2,9	0,4	0,5	18,3
Knoblauch Zehe	16	g	4,5	1,0	0,0	22,8
Zitrone	50	g	1,4	0,4	0,3	11,0
Tomaten	240	g	7,7	2,4	0,5	49,2
Tomatenmark	30	g	3,9	0,0	0,0	49,2
Petersile	10	g	0,7	0,4	0,0	6,0
Schnittlauch	10	g	0,2	0,4	0,1	3,8
Eier	228	g	2,5	22,8	26,0	335,2
Frühlingszwiebel	105	g	8,9	0,9	0,3	48,2

Alle o. a. Angaben beziehen sich auf die gesamte Menge in diesem Rezept.

Linsen – Dal

MIT MINZJOGHURT

Ein Dal ist ein indisches Gericht, welches - oft mit Linsen oder anderen Hülsenfrüchten - solange gekocht wird bis es eine breiige Konsistenz erreicht. Das Dal wird natürlich mit indischen Gewürzen verfeinert um den unvergleichlichen Geschmack nicht zu verfehlen. Also wer Lust auf Linsensuppe mal anders hat, sollte sich an diesem Rezept probieren.

Zutaten

200 g rote Linsen
20 g Ingwer
1 gelbe Paprikaschote
3 EL Kokosöl
1 EL Senfsamen
½ TL Kurkumapulver
½ TL gemahlener Kreuzkümmel
½ TL gemahlener Koriander
2 Msp. Gemahlener Kardamom
4 Stiele Minze
150 g griechischer Joghurt (10% Fett)
Salz

Rezept Info

Portionen	4	Schwierigkeit	**Leicht**	Zubereitung	**60 Minuten**

Nährwerte

	gesamt	**Je Portion**	**je 100g**
Kohlenhydrate (g)	135,3	33,8	24,1
Protein (g)	63,0	15,7	11,2
Fett (g)	23,6	5,9	4,2
Energie (kcal)	1062,6	265,7	189,2

Vorbereitungen

Die Linsen werden in einem Sieb abgespült. Der Ingwer wird geschält und fein gehackt. Ein kleiner Tipp von mir: Ingwerknollen lassen sich super mit Löffel schälen, einfach mal ausprobieren! Die Paprikaschote wird gewaschen, halbiert, entkernt und dann in Würfel geschnitten.

Zubereitung

Das Kokosöl wird in einem Topf erhitzt. Ingwer und Paprikawürfel in das heiße Öl geben und beides 3 Minuten bei mittlerer Hitze dünsten. Nun die Linsen hinzugeben und alles mit Gewürzen bestreuen. Unter rühren für 2 – 3 Minuten duftend anrösten. Dann gibt man so viel Wasser dazu, dass es circa 2 cm über den Linsen steht. Deckel auf den Topf und bei kleiner Hitze für 25 Minuten köcheln, bis die Linsen gar sind und das Dal eine sämige Konsistenz hat. In der Zwischenzeit wird die Minze gewaschen, trocken geschüttelt und die Hälfte davon fein gehackt. Diese Hälfte wird dann in den Joghurt gegeben und gut damit verrührt.

Das Dal nun mit Salz abschmecken, in Schüsseln verteilen und mit etwas Joghurt und Minze bestreut servieren.

Zutatenliste mit Nährwerten

Zutat	Menge	Einheit	KH (g)	P (g)	Fett (g)	Energie (Kcal)
Rote Linsen	200	g	115,6	53,4	3,0	745,4
Ingwer, frisch	20	g	1,8	0,2	0,2	10,4
Paprika, gelb	155	g	8,2	1,9	0,5	55,6
Kokosöl	30	g	0,0	0,0	2,8	24,8
Senfsaat	5	g	1,4	1,3	1,4	24,4
Kurkumapulver	1	g	0,6	0,1	0,1	3,7
Kreuzkümmel	1,5	g	0,5	0,3	0,3	6,4
Koriander	1	g	0,3	0,0	0,1	3,7
Kardamom	0,5	g	0,1	0,0	0,0	0,8
Minze, Frisch	20	g	0,8	0,8	0,1	8,5
Griechischer Johgurt, 10%	150	g	6,0	5,0	15,0	178,8
Salz	5	g	0,0	0,0	0,0	0,0

Alle o. a. Angaben beziehen sich auf die gesamte Menge in diesem Rezept.

Grünkohl – Pinkel – Eintopf

Die Pinkelwurst ist eine grobkörnige Grützwurst und wird vor allem in Nordwest Deutschland verzehrt. Hier isst man sie traditionell mit Grünkohl und sehr viel in winterlich deftigen Eintopfgerichten. Auch wenn die Pinkelwurst nicht die einzige Fleischeinlage ist, so ist sie trotzdem Namensgeber für unser Gericht.

Zutaten

250 g geräucherter Speck
500 g Grünkohl
Salz
3 Zwiebeln
40 g Butterschmalz
3 Lorbeerblätter
½ l Fleischbrühe
1 TL Kümmel
1 EL mittelscharfer Senf
500 g Pinkelwurst
Pfeffer
½ TL zerstoßene Pimentkörner
4 Bratwürste
2 EL Pflanzenöl

Rezept Info

Portionen	**4**	Schwierigkeit	**Mittel**	Zubereitung	**130 Minuten**

Nährwerte

	gesamt	Je Portion	je 100g
Kohlenhydrate (g)	135,3	33,8	24,1
Protein (g)	63,0	15,7	11,2
Fett (g)	23,6	5,9	4,2
Energie (kcal)	1062,6	265,7	189,2

Vorbereitungen

Der Speck wird in fingerdicke Scheiben und dann in Stücke geschnitten. Nun trennt man die Blattrippen des Grünkohls aus den Kohlblättern, danach werden die Blätter kalt abgewaschen. Vorsicht, nicht heiß oder warm abwaschen, das macht die Blätter welk und ungenießbar. Nun die Zwiebeln schälen und grob würfeln.

Zubereitung

Die Kohlblätter werden nun für 5 Minuten in kochendem Salzwasser blanchiert, danach herausgenommen, kalt abgeschreckt und man lässt sie gut abtropfen. Das Butterschmalz wird in einem großen Topf erhitzt, ehe man die Zwiebelwürfel im heißen Schmalz anbrät. In der Zwischenzeit wird der Kohl grob gehackt und dann zu den Zwiebeln gegeben. Die Speckstücke und die Lorbeerblätter gibt man ebenso dazu und bedeckt sie mit dem Kohl. Nun gießt man heiße Fleischbrühe dazu, bestreut alles mit Kümmel und lässt die Suppe für 1,5 Stunden bei schwacher Hitze garen.

20 Minuten vor Ende der Garzeit gibt man den Senf dazu, rührt diesen gut unter, ehe man die – mehrmals angepiekste – Pinkelwurst dazugibt. Jetzt wird der Deckel wieder geschlossen und der Eintopf zu Ende gegart. Mit Salz, Pfeffer und Piment wird kräftig gewürzt. Die Bratwürste werden im Öl angebraten, bis sie rundherum braun sind und beim Servieren auf den Kohl gelegt.

Zutatenliste mit Nährwerten

Zutat	Menge	Einheit	KH (g)	P (g)	Fett (g)	Energie (Kcal)
Rote Linsen	200	g	115,6	53,4	3,0	745,4
Ingwer, frisch	20	g	1,8	0,2	0,2	10,4
Paprika, gelb	155	g	8,2	1,9	0,5	55,6
Kokosöl	30	g	0,0	0,0	2,8	24,8
Senfsaat	5	g	1,4	1,3	1,4	24,4
Kurkumapulver	1	g	0,6	0,1	0,1	3,7
Kreuzkümmel	1,5	g	0,5	0,3	0,3	6,4
Koriander	1	g	0,3	0,0	0,1	3,7
Kardamom	0,5	g	0,1	0,0	0,0	0,8
Minze, Frisch	20	g	0,8	0,8	0,1	8,5
Griechischer Johgurt, 10%	150	g	6,0	5,0	15,0	178,8
Salz	5	g	0,0	0,0	0,0	0,0

Alle o. a. Angaben beziehen sich auf die gesamte Menge in diesem Rezept.

Kohlrabieintopf

Der Kohlrabi lässt sich gut kochen, ist günstig und regional erhältlich. Mit seinem süßlichen Geschmack verleiht er Gerichten einen besonderen Flair. Er kann zu vielseitigen Gerichten verarbeitet werden. So passt er als Beilage zu Fisch und Fleisch, aber auch als Einlage in Suppen oder Eintöpfe. Wir kochen heute den klassischen Kohlrabieintopf mit Mettwürstchen, Kartoffeln und Sahne.

Zutaten

6 Stück Kohlrabi
500 g Kartoffeln
4 Stück Mettwürstchen
1 EL Mehl
125 ml Sahne
Salz
Pfeffer
Muskat

Rezept Info

Portionen	4	Schwierigkeit	Leicht	Zubereitung	60 Minuten

Nährwerte

	gesamt	Je Portion	je 100g
Kohlenhydrate (g)	127,9	31,9	7,8
Protein (g)	83,8	20,9	5,1
Fett (g)	147,9	37,0	9,1
Energie (kcal)	2221,2	555,3	136,4

Vorbereitungen

Die großen Blätter werden vom Kohlrabi entfernt und die kleinen fein gehackt. Der Kohlrabi und die Kartoffeln werden geschält und in Würfel geschnitten.

Zubereitung

Die Mettwürstchen lässt man nun in einem Liter Wasser für circa 5 Minuten köcheln. Die Kartoffeln werden hinzugefügt und für weitere 10 Minuten gekocht. Dann fügt man die Kohlrabiwürfel hinzu, würzt mit Salz und Pfeffer und lässt den Eintopf nochmals 10 Minuten kochen.

In der Zwischenzeit rührt man die Sahne mit dem Mehl an und würzt das Ganze mit Salz, Pfeffer und Muskat. Das Sahnegemisch und die gehackten Blättchen rührt man nun in den Eintopf ein und lässt alles für 2 – 3 Minuten weiter köcheln.

Zutatenliste mit Nährwerten

Zutat	Menge	Einheit	KH (g)	P (g)	Fett (g)	Energie (Kcal)
Kohlrabi	600	g	22,2	12,0	0,6	160,2
Kartoffel	500	g	85,0	10,0	0,5	407,0
Mettwurst	380	g	4,9	57,0	114,0	1274,4
Mehl	10	g	7,1	1,0	0,1	34,1111
Sahne	125	ml	4,0	2,9	31,8	313,3333
Salz	5	g	0,0	0,0	0,0	0,0
Pfeffer	7	g	3,6	0,8	0,2	21,5
Muskatnuss	2	g	0,9	0,1	0,7	10,8

Alle o. a. Angaben beziehen sich auf die gesamte Menge in diesem Rezept.

Weißkohltopf mit Kassler

Hier erwartet uns wieder ein kalorienarmes Gericht, denn Weißkohl ist – wie auch die anderen Kohlvertreter – recht kalorienarm und vor allem lecker! Wir kochen ihn zusammen mit Kasseler, damit wir einen deftigen Geschmack in den Eintopf bekommen.

Zutaten

½ Weißkohlkopf
500 g Kartoffeln (mehlig kochend)
3 Möhren
1 große weiße Zwiebel
2 EL Olivenöl
Salz
Pfeffer
6 Stiele Petersilie
250 g Kasseler

Rezept Info

Portionen	**4**	Schwierigkeit	**Leicht**	Zubereitung	**80 Minuten**

Nährwerte

	gesamt	**Je Portion**	**je 100g**
Kohlenhydrate (g)	123,3	30,8	7,6
Protein (g)	62,2	15,5	3,8
Fett (g)	58,8	14,7	3,6
Energie (kcal)	1342,0	335,5	82,7

Vorbereitungen

Weißkohl waschen, putzen und den Strunk entfernen und die Blätter in kleine Stücke schneiden. Kartoffeln und Möhren schälen und würfeln. Zwiebeln schälen und fein hacken. Den Kasseler ebenso in kleine Würfel schneiden.

Zubereitung

Öl in einem großen Topf erhitzen und die Zwiebeln darin bei mittlerer Hitze andünsten. Weißkohl, Karotten und Kartoffeln dazugeben und unter rühren mitdünsten. Dann reichlich warmes Wasser dazugeben und das Gemüse damit bedecken. Das Gemüse nun mit Salz und Pfeffer würzen. 2 Petersilienstängel waschen, trocken schütteln und in den Eintopf legen. Alles zum kochen bringen und zugedeckt, bei kleiner Hitze 40 Minuten garen. 5 Minuten vor Ende der Garzeit gibt man die Kasselerwürfel mit in die Suppe. Die Petersilienstängel entfernen und mit Salz und Pfeffer abschmecken. Die restlichen Petersilie waschen, trocken schütteln, fein hacken und unter den Eintopf mischen. Dann in Schüsseln geben und servieren.

Zutatenliste mit Nährwerten

Zutat	Menge	Einheit	KH (g)	P (g)	Fett (g)	Energie (Kcal)
Weißkohl	400	g	16,4	5,5	0,8	117,5
Kartoffel	400	g	68,0	8,0	0,4	325,6
Karotte	300	g	21,0	3,0	0,6	120,0
Zwiebel	230	g	11,3	3,0	0,7	71,6
Olivenöl	30	ml	0,0	0,0	27,6	248,4
Salz	5	g	0,0	0,0	0,0	0,0
Pfeffer	7	g	3,6	0,8	0,2	21,5
Petersilie	10	g	0,7	0,4	0,0	6,0
Kassler	250	g	2,3	41,5	28,5	431,5

Alle o. a. Angaben beziehen sich auf die gesamte Menge in diesem Rezept.

RANCHO CANARIO

Dies ist ein kanarischer Eintopf mit deutschem Einschlag, der unbedingt probiert werden muss! Die Zubereitung ist nicht sonderlich aufwändig und das Endergebnis ist dafür umso leckerer. Alles in allem macht der Eintopf sehr satt, sodass keine riesigen Portionen nötig sind.

Zutaten

2 Knoblauchzehen
1 mittelgroße Zwiebel
1 kleine Möhre
100 g Sellerieknolle
2 Stück Tomaten
250 g Chorizo
1 rote Paprika
50 ml Orangensaft
1 Lorbeerblatt
500 g passierte Tomaten
50 g Tomatenmark
800 ml Wasser
80 g rote Linsen
1 TL Paprikapulver
(Chili nach Bedarf)
1 Dose weiße Bohnen
1 Dose Kichererbsen

Rezept Info

Portionen	**8**	Schwierigkeit	**Leicht**	Zubereitung	**35 Minuten**

Nährwerte

	gesamt	Je Portion	je 100g
Kohlenhydrate (g)	227,1	27,7	8,0
Protein (g)	123,0	15,4	4,4
Fett (g)	105,6	13,2	3,8
Energie (kcal)	2429,1	303,6	87,5

Vorbereitungen

Die ersten fünf Zutaten werden klein geschnitten, d.h.: Knoblauchzehen, Zwiebel, Sellerie, Tomaten und die Möhre. Dann wird das Gemüse mit 1 Teelöffel Olivenöl in einen Pfanne 1 Minute angeschwitzt und dann beiseite gestellt. Chorizo in Scheiben schneiden und Paprika würfeln.

Zubereitung

Die in Scheiben geschnittene Chorizo wird in einem Topf angebraten, bis sie braun ist und Öl ausgelassen hat. Wenn man Kalorien sparen möchte kann man hier das Öl abgießen. Nun gibt man die gewürfelte Paprika zu der Wurst und brät sie 2-3 Minuten mit an. Dann gibt man die ersten fünf Zutaten wieder mit in den Topf und rührt gut um. Nun mit dem Orangensaft ablöschen und anschließend die passierten Tomaten, das Tomatenmark, Wasser, Zucker, Paprikapulver, das Lorbeerblatt und die Linsen hinzugeben. Alles einmal aufkochen lassen und dann für 15 Minuten köcheln lassen, bis die Linsen gar sind. Nun die Kichererbsen und die Bohnen in den Topf geben. Die Hitze ausstellen und noch 5-10 Minuten gar ziehen lassen. Dann noch mit Salz, Pfeffer und nach Belieben Chili abschmecken und servieren.

Zutatenliste mit Nährwerten

Zutat	Menge	Einheit	KH (g)	P (g)	Fett (g)	Energie (Kcal)
Knoblauch	16	g	4,5	1,0	0,0	22,8
Zwiebel	230	g	11,3	3,0	0,7	71,6
Karotte	50	g	3,5	0,5	0,1	20,0
Knollensellerie	100	g	2,3	1,7	0,3	27,1
Tomaten	120	g	3,8	1,2	0,2	24,6
Chorizo	250	g	2,5	65,0	95,0	1125,0
Paprika rot	155	g	9,9	2,0	0,8	65,9
Orangensaft	50	ml	4,5	0,3	0,1	20,3
Lorbeerblatt	3	g	1,5	0,2	0,3	10,6
Tomaten passiert	500	g	35,0	6,0	0,5	168,5
Tomatenmark	50	g	6,5	0,0	1,5	42,3
Leitungswasser	800	ml	0,0	0,0	0,0	0,0
Rote Linsen	50	g	28,9	13,4	0,8	186,3
Paprikapulver	3	g	1,0	0,4	0,4	10,7
Weiße Bohnen	200	g	79,6	18,2	1,4	433,7
Kichererbsen	200	g	26,8	10,0	3,6	199,6

Alle o. a. Angaben beziehen sich auf die gesamte Menge in diesem Rezept.

Nährwerttabellen mit GLYX Wert

Brot

Brot je 100 g	kcal	kJ	Proteine	Fette	KH	GLYX		Typische Portion
	(g)	(g)	(g)	(g)	(g)	GI	GL	Menge in g
Brötchen	276	1155	7	1	58	h ↑	h ↑	50
Knäckebrot	317	1326	10	1	65	m →	m →	10
Mischbrot (Roggen-, Weizen-)	251	1050	7	1	52	m →	m →	30
Paniermehl	358	1498	13	1	72	h ↑	h ↑	10
Pumpernickel	185	772	7	1	37	g ↓	g ↓	50
Roggenbrot	219	915	7	1	46	m →	m →	30
Weizen-Toastbrot	262	1175	7	5	48	h ↑	m →	25
Weizenvollkornbrot	235	983	8	1	47	h ↑	m →	25
Zwieback	368	1541	10	4	73	m →	m →	20

Gemüse

Gemüse je 100 g	kcal	kJ	Proteine	Fette	KH	GLYX		Typische Portion
	(g)	(g)	(g)	(g)	(g)	GI	GL	Menge in g
Artischocken	25	105	2,4	x	5	g ↓	g ↓	150
Auberginen	21	88	1	x	4	g ↓	g ↓	150
Avocados	221	923	2	15	4	g ↓	g ↓	100
Bambussprossen	17	72	3	x	5	g ↓	g ↓	20
Blumenkohl	22	93	2	x	2	g ↓	g ↓	150
Brokkoli	22	92	3	x	4	g ↓	g ↓	150
Champignons	16	66	3	x	3	g ↓	g ↓	200
Chicoree	16	69	1	x	2	g ↓	g ↓	150
Chinakohl	12	50	1	x	2	g ↓	g ↓	150
Endivien	12	50	1	x	2	g ↓	g ↓	75
Erbsen, grün	48	202	4	x	6	g ↓	g ↓	100
Feldsalat	16	67	2	x	2	g ↓	g ↓	75
Fenchel	24	98	2	x	3	g ↓	g ↓	150
Grüne Bohnen	29	121	2	x	5	g ↓	g ↓	80
Grünkohl	30	126	2	1	3	g ↓	g ↓	150
Gurken	12	51	x	x	1	g ↓	g ↓	75
Knoblauch	139	581	6	x	28	m →	g ↓	2
Kohlrabi	21	88	2	x	3	g ↓	g ↓	150
Kopfsalat	8	33	1	x	1	g ↓	g ↓	50
Kürbis	21	88	1	x	4	m →	g ↓	200
Lauch / Porree	25	105	2	x	4	g ↓	g ↓	100
Maiskörner	74	310	2	x	16	g ↓	m →	50
Mangold	8	33	2	x	x	g ↓	g ↓	200
Meerrettich, gerieben	63	263	3	x	8	g ↓	g ↓	5
Möhren / Karotten	29	121	1	x	6	m →	m →	150
Oliven	134	561	1	14	x	g ↓	g ↓	30
Paprika	21	88	1	x	4	g ↓	g ↓	150

Gemüse & Obst								
Gemüse je 100 g	kcal	kJ	Protein e	Fette	KH	GLYX		Typische Portion
	(g)	(g)	(g)	(g)	(g)	GI	GL	Menge in g
Petersilie	37	155	3	x	6	g ↓	g ↓	2
Pfifferlinge	12	50	1	x	2	g ↓	g ↓	100
Radieschen	12	50	1	x	2	g ↓	g ↓	100
Rettich	16	67	1	x	3	g ↓	g ↓	150
Rosenkohl	31	128	4	1	6	g ↓	g ↓	150
Rote Bete, roh	41	172	2	x	6	m →	g ↓	150
Rotkohl / Blaukraut	21	88	1	x	4	g ↓	g ↓	150
Sauerkraut	17	70	2	x	4	g ↓	g ↓	150
Sellerie	8	33	1	x	1	g ↓	g ↓	80
Sellerieknollen	25	105	1	x	5	g ↓	g ↓	20
Spargel	13	50	2	x	2	g ↓	g ↓	250
Spinat	12	50	2	x	1	g ↓	g ↓	150
Steinpilze	25	105	2	x	4	g ↓	g ↓	150
Tomaten	16	67	1	x	3	g ↓	g ↓	150
Tomatenketchup	107	448	2	x	24	m →	g ↓	20
Tomatenmark	45	188	2	x	9	g ↓	g ↓	20
Weißkohl / Weißkraut	25	104	1	x	3	g ↓	g ↓	150
Wirsing	21	88	2	x	3	g ↓	g ↓	150
Zucchini	16	67	2	x	2	g ↓	g ↓	150
Zwiebel	41	114	1	x	9	g ↓	g ↓	50

Obst

Obst je 100 g	kcal	kJ	Proteine	Fette	KH	GLYX		Typische Portion
	(g)	(g)	(g)	(g)	(g)	GI	GL	Menge in g
Ananas	56	232	x	x	12	m →	g ↓	90
Apfel	49	205	x	x	12	g ↓	g ↓	90
Apfelmus	78	326	x	x	19	g ↓	m →	125
Aprikosen	49	205	1	x	11	m →	g ↓	110
Banane	88	369	1	x	16	m →	m →	140
Birne	57	238	1	x	13	g ↓	g ↓	90
Brombeeren	41	172	1	x	9	g ↓	g ↓	125
Mandarine	37	155	1	x	8	g ↓	g ↓	50
Erdbeeren	33	138	1	x	7	g ↓	g ↓	125
Granatapfel	37	155	x	x	9	m →	g ↓	125
Grapefruit	33	138	1	x	7	g ↓	g ↓	125
Heidelbeeren	83	349	1	1	19	g ↓	g ↓	125
Himbeeren	37	155	1	x	8	g ↓	g ↓	125
Holunderbeeren	54	228	3	2	7	g ↓	g ↓	170
Honigmelone	54	228	1	x	12	m →	g ↓	125
Johannisbeeren	39	164	1	x	6	g ↓	g ↓	125
Kiwi	53	222	1	x	12	g ↓	g ↓	80
Mango	57	240	1	x	13	m →	g ↓	100
Mirabellen	66	276	1	x	15	m →	g ↓	100
Nektarine	53	223	1	x	12	g ↓	g ↓	120
Orange	41	172	1	x	9	g ↓	g ↓	150
Papaya	33	138	x	x	8	m →	g ↓	125
Pfirsich	45	188	1	x	10	g ↓	g ↓	120
Pflaumen	49	203	1	x	10	g ↓	g ↓	100
Preiselbeeren, roh	37	155	x	x	9	g ↓	g ↓	125
Süßkirsche	57	238	1	x	13	g ↓	g ↓	125
Wassermelone	37	156	1	x	8	h ↑	g ↓	300
Weintrauben, weiß	70	293	1	x	16	g ↓	g ↓	70

Kartoffeln

Kartoffeln je 100g	kcal	kJ	Proteine	Fette	KH	GLYX		Typische Portion
	(g)	(g)	(g)	(g)	(g)	GI	GL	Menge in g
Bratkartoffeln	115	481	2	4	17	m →	m →	215
Chips	539	2254	6	39	45	h ↑	h ↑	50
Kartoffelklöße, Knödel, roh	165	705	4	1	37	m →	m →	90
Kartoffeln ohne Schalen	86	360	2	x	19	m →	m →	200
Kartoffelpuffer	260	1088	4	16	23	g ↓	m →	200
Kartoffelpüree	147	625	5	3	25	h ↑	h ↑	100
Kartoffelsalat mit Öl	98	410	2	3	15	h ↑	h ↑	250
Knödel	150	628	6	2	26	h ↑	h ↑	90
Pommes frites	267	1117	4	12	34	h ↑	h ↑	30

Getreide

Getreideerzeugnisse und Brot je 100g	kcal	kJ	Proteine	Fette	KH	GLYX		Typische Portion
	(g)	(g)	(g)	(g)	(g)	GI	GL	Menge in g
Buchweizen	351	1469	10	2	71	g ↓	m →	20
Cornflakes	382	1598	15	1	75	h ↑	m →	50
Gerstenkörner	302	1264	11	2	58	g ↓	m →	15
Gerstengraupen	354	1481	10	1	74	g ↓	g ↓	15
Grünkern / Dinkel	331	1385	12	3	62	g ↓	m →	15
Hafer	369	1544	13	7	61	g ↓	m →	15
Haferflocken	393	1644	14	7	66	m →	m →	60
Hirse	328	1372	11	4	60	h ↑	h ↑	15

Getreideerzeugnisse

Getreideerzeugnisse je 100g	kcal	kJ	Proteine	Fette	KH	GLYX		Typische Portion
	(g)	(g)	(g)	(g)	(g)	GI	GL	Menge in g
Mais (Flocken, Cerealien)	341	1427	9	4	65	g ↓	m →	15
Müsli, Trockenprodukt	405	1695	9	10	67	g ↓	m →	60
Nudeln	376	1573	13	3	72	g ↓	h ↑	45
Reis	362	1515	7	1	79	m →	h ↑	40
Roggenmehl, Type 815 / 997 / 1150	317	1326	8	1	76	m →	m →	15
Speisestärke	357	1494	x	x	87	h ↑	h ↑	15
Vollkornnudeln	352	1473	15	3	64	g ↓	m →	70
Weizen	314	1314	12	2	60	g ↓	m →	15
Weizengrieß	358	1498	10	1	75	m →	m →	15
Weizenkeime	383	1602	27	9	46	g ↓	g ↓	15
Weizenmehl, Type 405 / 550 / 1050	334	1409	11	1	73	h ↑	h ↑	15

Wurst & Fleischwaren

Wurst / Fleischwaren je 100g	kcal	kJ	Proteine	Fette	KH	GLYX		Typische Portion
	(g)	(g)	(g)	(g)	(g)	GI	GL	Menge in g
Bierschinken	238	996	15	19	x	g ↓	g ↓	30
Bratwurst	298	1249	12	25	x	g ↓	g ↓	150
Hinterkochschinken	112	469	16	4	x	g ↓	g ↓	30
Fleischwurst	324	1356	11	30	x	g ↓	g ↓	125
Geflügelwurst	112	469	16	5	x	g ↓	g ↓	30
Kasseler	151	632	21	8	x	g ↓	g ↓	50
Leberkäse	267	1117	13	23	x	g ↓	g ↓	30
Leberwurst	326	1366	16	29	1	g ↓	g ↓	30
Mettwurst	390	1633	14	38	x	g ↓	g ↓	30
Mortadella	347	1452	12	32	x	g ↓	g ↓	30
Salami	371	1552	19	33	x	g ↓	g ↓	30
Schinken (gekocht)	264	1105	19	20	x	g ↓	g ↓	30
Schinken (roh)	335	1402	16	29	x	g ↓	g ↓	30
Speck	621	2600	9	65	x	g ↓	g ↓	30
Sülzwurst	308	1289	23	23	x	g ↓	g ↓	50
Wiener Würstchen	296	1236	10	28	x	g ↓	g ↓	100

Fisch

Fisch je 100g	kcal	kJ	Proteine	Fette	KH	GLYX		Typische Portion
	(g)	(g)	(g)	(g)	(g)	GI	GL	Menge in g
Aal	281	1174	15	25	x	g ↓	g ↓	100
Flunder	79	331	17	1	x	g ↓	g ↓	180
Forelle / Hecht	90	380	19	1,5	x	g ↓	g ↓	180
Heilbutt	95	397	20	2	x	g ↓	g ↓	200
Hering	155	647	18	10	x	g ↓	g ↓	150
Kabeljau / Dorsch	70	293	17	0,6	x	g ↓	g ↓	150
Karpfen	115	482	18	5	x	g ↓	g ↓	150
Lachs	289	845	20	14	x	g ↓	g ↓	150
Makrele	182	761	19	12	x	g ↓	g ↓	200
Rot- / Goldbarsch	81	338	18	1	x	g ↓	g ↓	150
Schellfisch / Scholle	77	232	18	x	x	g ↓	g ↓	180
Seezunge	82	344	18	1,5	x	g ↓	g ↓	150
Steinbutt	82	344	17	2	x	g ↓	g ↓	150
Thunfisch	239	1000	22	16	x	g ↓	g ↓	150
Tintenfisch	73	303	16	1	x	g ↓	g ↓	150
Bismarkhering	205	858	16	15	x	g ↓	g ↓	125
Brathering	209	874	17	15	x	g ↓	g ↓	125
Bückling (geräuchert)	224	938	21	16	x	g ↓	g ↓	180
Fischstäbchen (Tiefkühlkost)	213	891	16	7	20	g ↓	g ↓	90
Garnele	87	364	19	1	x	g ↓	g ↓	100
Krabben (Dosen)	87	364	18	1	1	g ↓	g ↓	50
Makrele, geräuchert	222	930	21	16	x	g ↓	g ↓	150
Matjeshering	280	1172	16	23	x	g ↓	g ↓	80
Ölsardinen	233	975	24	14	1	g ↓	g ↓	75
Schillerlocke	309	1293	21	24	x	g ↓	g ↓	75

Milchprodukte

Milch & Milcherzeugnisse je 100g	kcal	kJ	Proteine	Fette	KH	GLYX		Typische Portion
	(g)	(g)	(g)	(g)	(g)	GI	GL	Menge in g
Buttermilch	42	176	4	1	4	g ↓	g ↓	200
Creme fraiche, 40% Fett	393	1644	2	40	3	g ↓	g ↓	10
Joghurt aus Magermilch, 0,1% Fett	47	195	3,4	1,5	4,2	g ↓	g ↓	150
Joghurt aus fettarmer Milch, 1,5% Fett	34	144	3,5	0,1	4,1	g ↓	g ↓	150
Joghurt aus Vollmilch, 3,5% Fett	74	310	5	3,5	5	g ↓	g ↓	150
Kakaotrunk, fettarme Milch	62	259	4	0,5	10	m →	m →	200
Speisequark, mager	74	310	14	x	4	g ↓	g ↓	125
Speisequark, 20% Fett i. Tr.	112	469	13	5	3	g ↓	g ↓	125
Speisequark, 40% Fett i. Tr.	164	686	12	11	3	g ↓	g ↓	125
Kefir	69	289	4	3,5	5	g ↓	g ↓	200
Kondensmilch, 10% Fett	183	766	9	10	13	g ↓	g ↓	15
Milch, fettarm, 1,5% Fett	51	213	4	1,5	5	g ↓	g ↓	200
Saure Sahne, 10% Fett	196	820	3	18	4	g ↓	g ↓	15
Schlagsahne, 30% Fett	300	1255	2	30	3	g ↓	g ↓	15
Schmand, 24% Fett	248	1038	3	24	3	g ↓	g ↓	15
Vollmilch, 3,5% Fett	69	289	4	3,5	5	g ↓	g ↓	200
Vollmilchjoghurt mit Früchten	106	444	4	3	15	g ↓	g ↓	200

Eier & Käse

Eier je 100 g	kcal	kJ	Proteine	Fette	KH	GLYX		Typische Portion
	(g)	(g)	(g)	(g)	(g)	GI	GL	g
Hühnerei	160	669	13	11	1	g ↓	g ↓	60
Hühnereidotter	363	1519	16	32	x	g ↓	g ↓	20
Hühnereiklar	49	205	11	x	1	g ↓	g ↓	30
Rührei	174	727	9	14	2	g ↓	m →	125

Käse je 100 g	kcal	kJ	Proteine	Fette	KH	GLYX		Typische Portion
	(g)	(g)	(g)	(g)	(g)	GI	GL	g
Camembert, 45% Fett i. Tr.	299	1251	21	22	x	g ↓	g ↓	30
Cheddar, 50% Fett i. Tr.	404	1690	25	32	1	g ↓	g ↓	30
Doppelrahmfrischkäse, 60% Fett i. Tr.	395	1653	15	35	2	g ↓	g ↓	15
Edamer Käse, 45% Fett i. Tr.	353	1477	24	26	x	g ↓	g ↓	30
Emmentalerkäse, 45% Fett i. Tr.	402	1682	28	30	x	g ↓	g ↓	30
Mozzarella	255	1065	18	20	x	g ↓	g ↓	60
Goudakäse, 45% Fett i. Tr.	358	1498	24	27	x	g ↓	g ↓	30
Harzerkäse, <10% Fett i. Tr.	127	531	27	x	1	g ↓	g ↓	30
Parmesankäse	375	1569	36	26	x	g ↓	g ↓	10
Schmelzkäse, 45% Fett i. Tr.	270	1130	14	24	x	g ↓	g ↓	15
Tilsiter, 45% Fett i. Tr.	371	1552	26	28	1	g ↓	g ↓	30
Weichkäse, 20% Fett i. Tr.	194	812	26	9	1	g ↓	g ↓	30

Speisefette & Öle

Speisefette & Öle	kcal	kJ	Proteine	Fette	KH	GLYX		Typische Portion
	(g)	(g)	(g)	(g)	(g)	GI	GL	g
Butter	776	3247	1	83	x	g ↓	g ↓	12
Halbfettmargarine	397	1661	6	40	x	g ↓	g ↓	12
Kokosfett	925	3870	1	99	x	g ↓	g ↓	12
Maiskeimöl	930	3891	x	100	x	g ↓	g ↓	12
Margarine	748	3130	1	80	x	g ↓	g ↓	12
Mayonnaise (80% Fett)	765	3201	2	80	3	g ↓	g ↓	20
Olivenöl	930	3891	x	100	x	g ↓	g ↓	12
Remoulade	506	2117	1	50	9	m →	m →	15
Schweineschmalz	930	3891	x	100	x	g ↓	g ↓	10
Sojaöl	921	3853	x	99	x	g ↓	g ↓	12
Sonnenblumenöl	930	3891	x	100	x	g ↓	g ↓	12

Weihnachtsgebäck

Weihnachtsgebäck	kcal	kJ	Proteine	Fette	KH	GLYX		Typische Portion
	(g)	(g)	(g)	(g)	(g)	GI	GL	g
Aachener Printen	430	1800	4	20	56	h ↑	h ↑	20
Diabetiker Stollen	385	1612	6	18	48	h ↑	h ↑	150
Dominosteine	420	1758	10	13	63	h ↑	h ↑	10
Dresdner Stollen / Christstollen	410	1725	5	20	47	h ↑	h ↑	150
Lebkuchen	400	1674	5	13	64	m →	m →	60
Marzipanstollen	400	1665	6	17	49	h ↑	h ↑	150
Mohnstollen	330	1390	9	15	36	h ↑	h ↑	150

Fastfood

Fastfood	kcal	kJ	Proteine	Fette	KH	GLYX		Typische Portion
	(g)	(g)	(g)	(g)	(g)	GI	GL	g
Baguette mit Salami	264	1107	10	12	29	h ↑	h ↑	140
Currywurst mit Ketchup	344	1440	14	33	6	g ↓	g ↓	150
Leberkäse, gebraten	297	1228	12	28	x	g ↓	g ↓	130
Fischfrikadellen	235	980	12	15	9	m →	m →	100
Bratwurst	307	1220	15	36	3	g ↓	g ↓	150
Hot Dog	287	1200	15	16	20	m →	m →	115
Brathähnchen	166	695	20	10	x	g ↓	g ↓	300
Pizza	210	882	10	10	25	m →	m →	180
Hamburger, Stück	258	1085	13	9	32	m →	m →	100
Hamburger mit Käse	300	1261	16	13	30	m →	m →	110
Döner, Stück	181	801	12	10	15	m →	m →	350

Alkoholfreie Getränke

Alkoholfreie Getränke	kcal	kJ	Proteine	Fette	KH	GLYX	
	(g)	(g)	(g)	(g)	(g)	GI	GL
Ananassaft	49	205	x	x	12	h ↑	h ↑
Apfelsaft	49	205	x	x	12	h ↑	h ↑
Brombeersaft	38	158	x	x	8	g ↓	m →
Cappuccino	26	108	2	2	1	g ↓	g ↓
Cola Light	x	1	x	x	x	g ↓	g ↓
Cola-Getränke	45	188	x	x	11	h ↑	h ↑
Fruchtsaftgetränke	49	205	x	x	12	h ↑	h ↑
Gemüsesaft	29	121	1	x	6	g ↓	g ↓
Grapefruitsaft	45	188	1	x	10	g ↓	g ↓
Holundersaft	41	172	2	x	8	h ↑	h ↑
Johannisbeernektar, schwarz	53	222	x	x	13	h ↑	h ↑
Kaffee	x	x	x	x	x	g ↓	g ↓
Kakaotrunk, fettarme Milch	62	259	4	0,5	10	m →	m →
Karottensaft	29	121	1	x	6	g ↓	g ↓
Latte Macchiato	43	157	3	1	4	g ↓	g ↓
Limonade	49	205	x	x	12	h ↑	h ↑
Orangensaft	45	188	1	x	10	g ↓	m →
Sauerkirschsaft	41	175	x	x	10	g ↓	m →
Tee	x	x	x	x	x	x	x
Tomatensaft	21	88	1	x	4	g ↓	g ↓
Traubensaft	74	310	x	x	18	m →	m →
Zitronensaft	33	138	x	x	8	g ↓	g ↓

Alkoholische Getränke

Alkoholische Getränke	kcal (g)	kJ (g)	Proteine (g)	Fette (g)	KH (g)	GLYX GI	GL
Bier	42	177	1	x	3	h ↑	h ↑
Bier, alkoholfrei	25	107	x	x	5	h ↑	h ↑
Eierlikör	167	700	4	7	30	h ↑	h ↑
Rotwein	67	280	x	x	2	g ↓	g ↓
Sekt, trocken	82	343	x	x	5	g ↓	g ↓
Weinbrand	240	994	x	x	2	g ↓	g ↓
Weißwein, trocken	71	295	x	x	3	g ↓	g ↓
Weizenvollbier	39	163	x	x	3	h ↑	h ↑
Whisky	247	1023	x	x	x	g ↓	g ↓
Wodka	221	924	x	x	x	g ↓	g ↓

Printed in Poland
by Amazon Fulfillment
Poland Sp. z o.o., Wrocław

68648041R00052